はじめてでもやさしい

ストーマ・排泄ケア

基礎知識とケアの実践

Gakken

監修・編集・執筆者（執筆順）

監修
宮嶋 正子　　元 武庫川女子大学大学院看護学研究科成人看護学教授／皮膚・排泄ケア認定看護師

編集
藤本 かおり　　武庫川女子大学看護学部 助教／皮膚・排泄ケア認定看護師

執筆者
藤本 かおり　　前掲
正壽 佐和子　　森之宮病院看護部 副看護部長／皮膚・排泄ケア認定看護師
鎌田 直子　　兵庫県立こども病院看護部／皮膚・排泄ケア認定看護師
藤原 恵美子　　淀川キリスト教病院 専門・認定看護師室 係長／皮膚・排泄ケア認定看護師
森 知佐子　　明和病院看護部 看護師長／皮膚・排泄ケア認定看護師
竹末 陽子　　明和病院看護部／皮膚・排泄ケア認定看護師
末武 千香　　明和病院看護部 看護師長／がん看護専門看護師，皮膚・排泄ケア認定看護師
加藤 裕子　　市立岸和田市民病院看護局　看護師長／皮膚・排泄ケア認定看護師
佐藤 美香　　市立岸和田市民病院看護局 外来主任／皮膚・排泄ケア認定看護師
宇野 育江　　京都橘大学看護教育研修センター認定看護師教育課程　皮膚・排泄ケア分野／皮膚・排泄ケア認定看護師
野口 まどか　　神戸大学医学部附属病院看護部 副看護部長／皮膚・排泄ケア認定看護師
濱元 佳江　　医誠会病院看護部 師長／皮膚・排泄ケア認定看護師
末平 智子　　関西医科大学付属病院看護部 看護師長／皮膚・排泄ケア認定看護師

編集担当　　：黒田周作
編集協力　　：酒井悦子，鈴木優子，大内ゆみ
カバー・表紙・本文デザイン：糟谷一穂
DTP　　：センターメディア，学研メディカル秀潤社制作室
表紙イラスト　　：橋本 豊
本文イラスト　　：橋本 豊，ともべ あり，青木 隆，日本グラフィックス
撮影協力　　：武庫川女子大学
写真撮影　　：ニューメディアランドマツバラ

はじめに

　「看護学は実践の学問である」ことは周知の事実であり，看護が行為と実践を伴うプロフェッションであることを意味します．それゆえ，これまで看護における理論と実践の間のズレをいかに埋めるべきかが問われてきたように思います．

　ストーマケアに関していえば，皮膚・排泄ケア認定看護師が術前から術後において，その専門的知識・技術を駆使してケアを実践し，実績を積み上げ，ストーマを持つ人々のQOL向上に貢献してきました．洗練されたストーマケアは，排泄に問題を抱えた人々へのケアへと進化を成し遂げています．

　パトリシア・ベナーは，必ずしも自分の知識を言葉にできなくても，やるべきことが「わかる」実践の熟達者をエキスパートナースと称しました．しかしこれらストーマ・排泄ケアは熟達者の独占技術であってはなりません．なぜなら，ケアを必要とする患者がいつでもどこでも熟達者のケアを受けられるわけではないからです．看護の基礎教育を終えたばかりの新人看護師や他部署から異動してきた看護師がストーマ・排泄ケアを実践しなければならない場面はいくらでもあります．新人看護師であっても，異動したばかりの看護師であっても，ケアに対する責任の重さは熟達者と同等であるといえます．

　本書は，豊富な写真・図を使用しており，皮膚・排泄ケア認定看護師が長年の経験に基づいた実践知を具体的にやさしくあまねく丁寧に説明しています．

　本書は，その書名のとおり「はじめてでもやさしい」にこだわっており，随所に絵や写真，ポイントが配置されています．新人看護師やストーマ・排泄ケアに慣れていない看護師が見やすく，ケアの根拠をふまえて実践できるよう解説されています．

　第1部はストーマケアを理解し実践するための基礎知識，新人看護師が迷いやすい装着手技とスキンケア，退院後の患者のQOLを高めるための継続的ケアが丁寧に述べられています．ストーマ合併症においては，術後発生頻度の高いものから皮膚・排泄ケア認定看護師へのコンサルテーションを必要とするものまで，写真およびケアのポイントを加えてケア前後を見比べられるように工夫されています．最後にストーマ外来の流れとケアが述べられており，ストーマ外来をいっそう身近に感じられる内容となっています．

　第2部は排泄ケアのための基礎知識と実際，コンチネンス外来の流れとケアを解説しています．排尿・排便機能障害の病態・生理の理解をはじめ，アセスメントおよび検査の理解，ケアの方法がわかりやすく丁寧に述べられています．本書を紐解くと，患者と患者の生活に配慮された実践がわかる内容になっています．排尿・排便障害専門外来についても説明されていますので，ストーマ外来と同じく，身近に感じられる内容となっています．

　患者のために活かしてほしいと願う皮膚・排泄ケア認定看護師の渾身の良書といえます．
　ぜひとも本書を傍らに置き，臨床に広く活用していただけることを願っています．
　最後に執筆いただいた皮膚・排泄ケア認定看護師の諸姉に謝意を表します．

2018年1月

元 武庫川女子大学大学院看護学研究科 成人看護学教授
皮膚・排泄ケア認定看護師
宮嶋 正子

第1部 ストーマケア

第1章 ストーマケアのための基礎知識

❶ ストーマとは

2　ストーマの基本 /藤本かおり
- ストーマケアの考え方
- ストーマケアのかかわり方
- ストーマの意味
- ストーマの外観
- ストーマからの排泄
- ストーマ造設の原因，および疾患

❷ ストーマの種類と特徴

5　消化管ストーマ /藤本かおり
- 造設部位による特徴
- ストーマの数による分類
- 消化管ストーマの術式による違い

8　尿路ストーマ /藤本かおり
- 尿路ストーマの特徴
- 尿路ストーマの術式による違い

❸ ストーマの構造

11　消化管ストーマと尿路ストーマの構造 /藤本かおり
- 消化管のストーマの構造
- 尿路のストーマの構造

❹ 告知と意思決定支援

13　告知時の支援 /藤本かおり
- ストーマリハビリテーションとは
- 危機状態に備える
- 手術の意思決定支援

第2章 ストーマ造設前のケアのポイント

❶ 術前オリエンテーションの実際

15　術前オリエンテーションとは /藤本かおり
- 術前オリエンテーションを始める前に
- 術前オリエンテーションの参加者
- 術前教育の目的

16　術前教育の流れ /藤本かおり
- 手術の説明と同意
- 術前ストーマ外来の受診時期
- 情報提供
- 実施する場所
- 準備するもの
- 説明内容

18　手術準備 /藤本かおり

❷ ストーマサイトマーキング

21　ストーマサイトマーキングとは /藤本かおり
- ストーマサイトマーキングの目的
- マーキングの位置

22　消化管ストーマのマーキングの実際 /藤本かおり
- 一般的な消化管ストーマのマーキングの手順

25　尿路ストーマのマーキング /藤本かおり
- 回腸導管のマーキング
- 尿道皮膚瘻のマーキング
- 尿路と消化管と両方のストーマがある場合のマーキング

第3章 ストーマ装具の装着手技とスキンケア

❶ ストーマ装具装着と交換の手順

26　ストーマ装具の装着 /正壽佐和子
- 患者さんの心理と環境
- ストーマケアを行う時に配慮したいこと
- ストーマ装具の貼り替え
- 術直後に適した装具

27　装具交換の方法 /正壽佐和子

31　尿路系ストーマケアのポイント /正壽佐和子
- 尿路系ストーマ装具の貼り替え
- 尿路系ストーマ装具の特徴

32　セルフケアトレーニング /正壽佐和子
- セルフケアトレーニングの開始時期と条件
- セルフケアトレーニングの進め方
- 患者さんによる装具の貼り替え
- 社会復帰用の装具
- 装具交換の時期
- ゴミの廃棄
- 排泄物の排出（排出口の選択）
- 便の廃棄方法
- 退院後の環境の確認

❷ ストーマケアにおけるスキンケアのポイント

36　スキンケアの実際 /正壽佐和子
- スキンケアの重要性
- ストーマ粘膜のスキンケア
- ストーマ周囲皮膚のスキンケア
- ストーマ周囲皮膚の洗浄剤
- 体毛の処理

❸ 小児のストーマケア

38　小児のストーマの特徴 /鎌田直子
- 小児のストーマを造設する疾患
- 小児のストーマの特殊性

39　ストーマケアに関連する小児期各期の特徴 /鎌田直子
- 新生児期
- 乳児期
- 幼児期
- 小学校
- 中・高等学校

41　小児ストーマの術前・術後・退院後のケア /鎌田直子
- 家族へのケア
- 小児のストーマサイトマーキング
- 術直後のケア
- 退院に向けたストーマケア
- 長期的ケア

第4章 術後から退院までのケアのポイント

1 ストーマ装具の種類と特徴

44　ストーマ装具の分類 /藤原恵美子
- システム（単品系装具と二品系装具）

45　ストーマ装具の各部の特徴 /藤原恵美子
- 面板
- 二品系接合部
- ストーマ袋
- 皮膚保護剤

2 ストーマのアセスメントと装具選択

47　ストーマ局所状況のアセスメント /藤原恵美子
- ストーマの高さ
- ストーマ周囲の腹壁の硬さ
- ストーマ周囲

48　ストーマ装具選択のポイント /藤原恵美子

第5章 退院時の継続的ケアのポイント

1 セルフケア支援（食事，生活指導）

49　食生活の支援 /森 知佐子
- 食事の影響
- 既往歴がある場合

50　生活指導 /森 知佐子
- 入浴・シャワー浴について
- オストメイト用トイレの利用
- 外出時や旅行先のストーマ装具の漏れ対策
- ストーマ装具の処理について
- 服装について
- 睡眠について
- 職場復帰について
- 性生活について
- ストーマ器具などの管理
- 災害時の備え

2 社会資源の利用

54　ストーマ保有者が利用できる社会制度 /竹末陽子
- 身体障害者制度
- 傷病手当金
- 障害年金
- 介護保険制度

3 退院指導時のポイント

56　情報収集とアセスメント /竹末陽子
- 情報収集
- 効果的な情報収集のタイミング
- 社会資源を利用する場合のポイント

57　退院指導を効果的に進めるためのポイント /竹末陽子
- 環境の調整
- パンフレットの活用

4 抗がん薬使用中の患者のストーマケア

58　ストーマにおける抗がん薬治療 /末武千香
- 抗がん薬治療中の支援
- ストーマケアに影響を及ぼす副作用とケアのポイント
- 抗がん薬の曝露対策

第6章 ストーマ合併症とその対策のポイント

1 ストーマ合併症とストーマ装着部位のアセスメント

60　ストーマの合併症 /加藤裕子
- 患者さんへの影響
- 早期合併症の原因と対処
- 晩期合併症の原因と対処
- 尿路ストーマに特徴的な合併症
- 管理的ストーマ合併症

65　ストーマ装具装着部位のアセスメント /加藤裕子
- アセスメントの重要性
- ストーマ周囲皮膚の観察方法

2 ストーマ装具装着部位の重症度評価

66　重症度評価スケール ABCD-Stoma® /加藤裕子
- ABCD-Stoma®の活用方法

3 ケアの実際

70　ストーマ周囲皮膚障害 /佐藤美香
- ストーマ周囲皮膚障害の原因
- 観察の方法

71　ストーマ周囲皮膚障害のケア /佐藤美香
- 症例
- 原因の探索
- ケア
- アレルギーによる接触性皮膚炎が原因の場合
- 化学療法や放射線療法が原因の皮膚障害の場合

73　その他の合併症のケア /佐藤美香
- ストーマ皮膚粘膜離開
- ストーマ浮腫
- ストーマ脱出
- ストーマ傍ヘルニア（傍ストーマヘルニア）
- ストーマ静脈瘤
- ストーマ出血

第7章 ストーマ外来の流れとケア

1 ストーマ外来の流れとケア

77　ストーマ外来の流れ /末武千香
- ストーマ外来とは
- ストーマ外来での支援内容
- ストーマ外来の費用

78　ストーマ外来のケア /末武千香
- 手術前のケア
- 手術後のケア
- ストーマ外来のために必要な備品と設備

はじめてでもやさしい ストーマ・排泄ケア　CONTENTS

第2部 排泄ケア

第1章 排泄ケアのための基礎知識

① 排尿機能障害

80 排尿機能障害の病態・生理 /宇野育江
- 尿の生成から排尿まで
- 膀胱の働き
- 下部尿路の性差
- 尿道括約筋とは
- 骨盤底筋群
- 排尿にかかわる神経
- 排尿行動とは

85 排尿機能障害の症状 /宇野育江
- 下部尿路症状（LUTS）
- 尿量の異常
- 尿失禁の種類
- 下部尿路症状とQOL

89 排尿機能障害のアセスメント（問診・アセスメント・排尿機能検査） /宇野育江
- アセスメントのポイント
- アセスメントの手順

② 排便機能障害

97 排便機能障害の病態・生理 /野口まどか
- 便ができるまで
- 排便時のメカニズム
- 排便時の直腸肛門部の筋肉の動き
- サンプリング機能

100 排便機能障害の症状 /野口まどか
- 便秘とは
- 嵌入便
- 下痢とは
- 下痢に伴う症状
- 便失禁とは
- 下痢や便失禁に伴う皮膚トラブル

103 排便機能障害のアセスメント（問診，アセスメント，排便機能検査） /野口まどか
- 問診
- アセスメント
- 排便機能障害に対する検査

第2章 排泄ケアの実際

① 排泄ケアの基本

108 トイレの環境整備 /濱元佳江

111 尿器・便器の使い方と選択 /濱元佳江
- 環境整備
- 排泄音への対処法
- 後片付け

② 失禁ケア

114 スキンケア /末平智子
- スキンケアの必要性

119 おむつ交換 /濱元佳江
- おむつ選択
- おむつ装着

③ 排尿ケア

122 排尿動作支援，膀胱訓練，排尿誘導 /濱元佳江
- 計画療法

124 ケア（生活指導，骨盤底筋訓練） /濱元佳江
- 生活指導
- 骨盤底筋訓練

127 間欠自己導尿 /濱元佳江
- CIC指導の手順

130 膀胱留置カテーテル（カテーテル管理，抜去） /濱元佳江
- 膀胱留置カテーテルの挿入および管理
- 膀胱留置カテーテルの抜去

④ 排便ケア

136 排便コントロール /末平智子
- 下痢
- 便秘
- 生活指導

139 行動療法 /末平智子
- 生活指導と排便行動指導
- 便失禁に対する骨盤底筋訓練

140 浣腸　摘便 /末平智子
- 浣腸
- 摘便

⑤ 小児の失禁ケア

144 小児の失禁ケア /鎌田直子
- 二分脊椎の排泄障害
- 二分脊椎の排泄障害のケア
- 排泄の習慣を獲得させるために

第3章 コンチネンス外来の流れとケア

① 排尿・排便障害専門外来の流れ

147 排尿・排便障害専門外来の流れとケア /宇野育江
- 専門外来の種類
- 対象患者
- 専門外来の環境
- 受診の流れ
- 排泄ケアにかかわる専門家との連携システム
- 専門外来の周知
- 今後の専門外来

付録

- 151　専門外来のある施設
- 152　引用・参考文献
- 154　索引

第1部

ストーマケア

第1章　ストーマケアのための基礎知識
第2章　ストーマ造設前のケアのポイント
第3章　ストーマ装具の装着手技とスキンケア
第4章　術後から退院までのケアのポイント
第5章　退院時の継続的ケアのポイント
第6章　ストーマ合併症とその対策のポイント
第7章　ストーマ外来の流れとケア

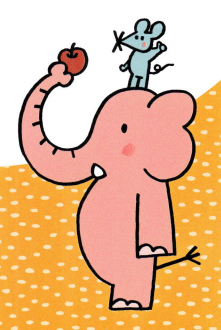

1 ストーマとは

ストーマの基本

ストーマケアの考え方

ストーマケアは患者さんの生活や自己価値を支える大切なケアです．しかし，ストーマケアを"難しくて特別なケア"と考える看護師も少なくはありません．それは，ストーマ装具や保護剤などのケア用品の種類の多さから，選択方法に悩んだり，皮膚障害などのトラブル時の対応方法にさまざまなケースが報告されているため，自分で判断するのが難しいと思ってしまうのかもしれません．しかし，めったに使用しない装具の名称や管理が困難なストーマの複雑なケア方法を知っていることよりも，基本的なケア方法を正しく理解しているほうが大切です．

考え方の基本は，"ストーマケアは私たち看護師が日々行っている排泄ケアの中の一つである"ということです．排泄は生体機能の大切な働きであり，個人の羞恥心や尊厳にかかわる事柄であるのは，どの排泄ケアにおいても共通しています．また，清潔・不潔という視点でもストーマケアはおむつ交換など，他の排泄ケアと同じです．

ストーマケアが他の排泄ケアと大きく違うのは，排泄口のある場所と排泄のしかたです．排便・排尿は，成長過程の中で自然に身につき，今まであまり意識してこなかった行為です．その方法を変更しなければならないため，戸惑いを感じるうえに，多くのことを覚えなければなりません．また，排泄口が腹部にあるということを受け入れ難い患者さんもいます．そのため，精神的な援助についても看護師が支援できるよう学習しましょう．

ストーマケアのかかわり方

何より，私たち看護師がストーマケアを特別なものではなく，大事な排泄ケアの一つであると認識しておくことが大切です．例えば，患者さんが初めてストーマケアを受けるとき看護師から「私，ストーマケアはあまり得意じゃないです．難しくて」と言われたらどうでしょうか．患者さんは"そんなに難しいケアなのかな""自分ではできないな""嫌なことをさせて申し訳ない"と考えてしまいます．

しかし，同じ排泄ケアであるおむつ交換ではどうでしょう．おむつ交換をするときに患者さんにおむつ交換は得意じゃないと意思表示する看護師はいないですよね．ほとんどの看護師が排泄ケアを他者にゆだねなければならない患者さんの負担感を配慮して，意識的か無意識か「おむつ交換なんて何でもないですよ」という顔でケアをしていると思います．そして，きれいになった臀部や患者さんが排泄できたことを観察して喜んでいる姿を患者さんに見せているのではないでしょうか．ストーマケアにおいても同じような姿勢でかかわることが大切です．

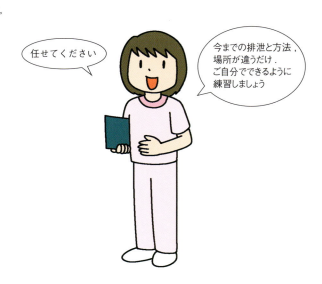

任せてください

今までの排泄と方法，場所が違うだけ．ご自分でできるように練習しましょう

ここではストーマケアの基本を解説します．

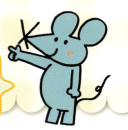

ストーマの意味

ストーマとは「消化管や尿路を人為的に体外に誘導して造設した開放口．前者を消化管ストーマ，後者を尿路ストーマという．広義にはその他に生じた開放口を含む」[1]とされています．瘻孔などのように意図せずにできてしまった孔も，大きくとらえるとストーマに含まれます．

以前はストーマを"人工肛門"や"人工膀胱"と表現していましたが，「人工」という言葉が機械的なイメージを想起してしまうようです．患者さんの中には，"機械人間になっちゃうね"，"ネジを開け閉めして排泄するの？"と自分の体の一部が機械になってしまうと不安を感じる人もいます．このため，あえて"人工肛門"や"人工膀胱"ではなく"ストーマ"と呼ぶようにしています．ストーマ(stoma)の語源は，ギリシャ語の「口」で，新しい排泄口を意味します．

ストーマの外観

ストーマは人工物ではなく，自身の腸管を使用しています．このため，ストーマの表面は粘膜で覆われていて，色は赤く，粘液で湿った状態です(**図1**)．また，ストーマには神経細胞がないため，痛みを感じません．

ストーマからの排泄

ストーマからの排泄と通常の排泄との違いは，尿や便をためて出したいときに出す禁制の機能が失われることです．通常，便はS状結腸にたまり，便が直腸に達すると直腸内の内圧が亢進して腸壁が伸展します．すると，直腸内の圧センサーが仙髄の排便中枢と大脳皮質へ"便があるよ"と情報を伝えます．

仙髄の排便中枢は，骨盤内臓神経を介して反射的に内肛門括約筋を弛緩させます．大脳皮質では便意を感じ，意識的な腹筋収縮による腹圧上昇，および陰部神経を介した外肛門括約筋の弛緩が行われます．以上のようなメカニズムにより排便が行われているのです(**図2**)．

ストーマ造設後は，これらの排便をコントロー

図1 ストーマの例
単項式ストーマ：開口部が1つ

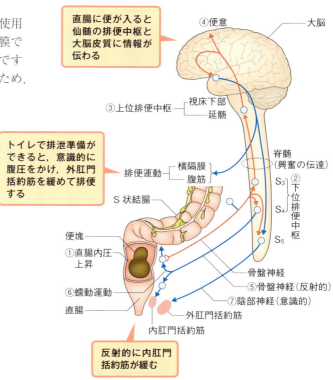

図2 排便のメカニズム

(落合慈之監：消化器疾患ビジュアルブック．第2版，p.134，学研メディカル秀潤社，2014)

ルする機能が失われます．またストーマの周囲にある腹直筋には肛門括約筋のような働きはないため，便を貯めておくことができず，便がストーマの近くまで来ると自然に押し出されてきます．そのため，ストーマ装具を使用し，直腸と肛門の代わりにストーマから出てきた便をストーマ装具で受け止め，ある程度，ストーマ袋に便がたまればストーマ装具の出し口（排出口）を開放して，トイレに便を捨てるという排泄の方法を行います（**図3**）．いわば，ストーマ装具が直腸と肛門の代わりをし，ストーマ装具から排泄物をトイレに棄てることが排泄行為に代わります．

尿路のストーマでも，膀胱を摘出することで尿をためる機能が失われ，絶えず尿が出てくる状態になります．

ストーマ造設の原因，および疾患

ストーマを造設する原因となる疾患には，直腸がんなどの悪性疾患以外にも，炎症性疾患，先天性疾患，外傷などさまざまな疾患・病態で造設される場合があります．代表的な疾患を**表1**に示します．

消化管のストーマでは，治療の過程として一時的にストーマ造設を行い，数か月から数年後にストーマ閉鎖を行う場合もあります．尿路ストーマでは，膀胱以下の排泄経路を摘出してしまうため，一時的な造設はなく永久ストーマとなります．

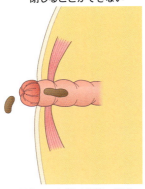
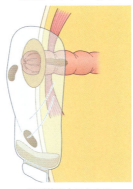
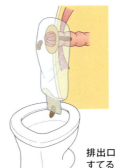

図3 ストーマからの排泄（消化管ストーマ）

表1 ストーマ造設の原因となる疾患

ストーマの種類	疾患
結腸ストーマ（コロストミー）	腫瘍性疾患：結腸がん，直腸がん， 炎症性疾患：大腸憩室炎，放射線性大腸炎， 先天性疾患：ヒルシュスプルング病，鎖肛 その他　　　：多臓器悪性腫瘍の転移や浸潤，外傷など
小腸ストーマ（イレオストミー）	腫瘍性疾患：家族性ポリポーシス，ガードナー症候群，多発性大腸がん， 炎症性疾患：潰瘍性大腸炎，クローン病，壊死性大腸炎
尿路ストーマ（ウロストミー）	腫瘍性疾患：膀胱腫瘍，前立腺がん，尿道腫瘍，尿管腫瘍，外陰部がん 炎症性疾患：尿路結核，出血性膀胱炎， 先天性疾患：二分脊椎症，膀胱外反，総排泄孔外反，先天性尿道欠損症，腎盂尿管移行部狭窄 その他　　　：神経因性膀胱機能不全，尿管腟瘻，外傷など

（藤本かおり：ストーマケア．エキスパートナース MOOK17改訂版．最新・基本手技マニュアル（高橋章子編），p.255，照林社，2002）

2 ストーマの種類と特徴

消化管ストーマと尿路ストーマの特徴をそれぞれ説明していきます。

消化管ストーマ

造設部位による特徴

消化管ストーマには回腸ストーマ（ileostomy：イレオストミー）と結腸ストーマ（colostomy：コロストミー）があります。結腸ストーマの造設部位は、上行結腸、横行結腸、下行結腸、S状結腸です。

ストーマとして使用される腸の部位によって排泄物の性状が変わってきます。つまり、口側に近い腸管ほど未消化で水様に近く、直腸に近い腸管ほどストーマ造設前の排便状態に近い便となり、便臭も強くなります（図1，表1）。

また回腸ストーマでは水分とともに電解質が失われることや胆汁酸、ビタミンB_{12}の低下が問題となることもあります。

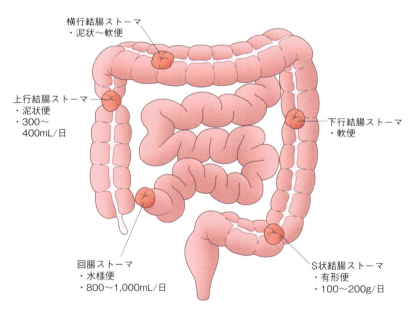

図1 消化管ストーマで使用される腸の部位
（松原康美編：ストーマケア実践ガイド，p.34，学研メディカル秀潤社，2013）

表1 ストーマ造設部位による便の性状の違い

回腸	回腸ストーマ	便は液状。頻回に排泄される。脱水予防のため水分を十分にとる必要がある。また消化酵素が含まれているため、皮膚に接触すると皮膚障害を起こしやすい。
結腸	横行結腸ストーマ	便は粥状から軟便
	下行結腸ストーマ	便は軟便から固形便
	S状結腸ストーマ	

（落合慈之監：消化器疾患ビジュアルブック第2版，p.377，学研メディカル秀潤社，2016）

ストーマの数による分類

ストーマには，切除された腸管の断端を使って造設される単孔式ストーマ（開口部が1つ）（**表2**）と，肛門側の腸管も使用する双孔式のストーマ（開口部が2つ）（**表3**）があります．双孔式のストーマは一時的なストーマの場合に行われることが多いです．

双孔式ストーマは，口側から便が肛門側から粘液が排出されます．

表2　単孔式ストーマ

特徴	ストーマの形	断面図
・肛門側の腸管を完全に切除した場合，永久的ストーマとして造設（ハルトマン術，マイルズ術，骨盤内臓器全摘術） ・口側の腸管の断端を使う	・開口部は一つ ・ほぼ正円	

（伊藤美智子監：病気がみえる vol.1 消化器．第5版, p.443, メディックメディア, 2016 を一部改変）

表3　双孔式ストーマ

・便が排泄される口側と粘液の出る肛門側の2か所のストーマを造設
・一時的ストーマ（腹腔内感染予防や腸管吻合部の安静など）として造設することが多い
・肛門の一部は残存しているものの，肛門機能が低下している場合にも造設されることがある

		特徴	ストーマの形	断面図
係蹄式		・腸管はつながっている	・肛門側のほうが小さい	
分離式	二連銃式	・腸管は切離されている，創口は同じ		
分離式	完全分離式	・異なる創口にストーマが造設される		

（伊藤美智子監：病気がみえる vol.1 消化器．第5版, p.443, メディックメディア, 2016 を一部改変）

消化管ストーマの術式による違い

腹会陰式直腸切断術（マイルズ術）

直腸がんに対して行われる腹会陰式直腸切断術（マイルズ術：Miles手術）は，直腸を周囲の組織（血管，神経，リンパ節，脂肪組織，肛門括約筋，肛門周囲の皮膚）とともにまとめて切除します．腸管断端のS状結腸で左下腹部に単孔式ストーマを造設し，肛門部分は縫い合わせて閉鎖します（図3）．

腸管空置術（ハルトマン術）

病変部の腸管を切除し，肛門部の直腸断端は閉鎖したまま骨盤内に留置します．口側の腸管で単孔式ストーマを造設します（図4）．直腸がんであっても局所の状態や患者さんの状態によっては，マイルズ術ではなく，手術時間が短く出血量の少ないハルトマン術を選択することがあります．

直腸がん以外でも外傷などの腸管損傷や腸管穿孔などの緊急手術で行われる術式です．損傷した腸管の部位によって，ストーマに使用する腸管の位置も異なります．

カバーリングストーマ

低位前方切除術の際に吻合部を保護する目的で，一時的に右側結腸あるいは遠位回腸に双孔式のストーマを造設します（図5）．結腸で造設する利点は，回腸ストーマに比べて脱水や電解質異常をきたす可能性が低いことですが，ストーマを閉鎖する際の合併症の発生率は回腸のほうが低いといわれています．潰瘍性大腸炎の自然肛門温存手術である大腸全摘回腸嚢肛門（管）吻合の手術でも回腸のカバーリングストーマが造設されます[2]．

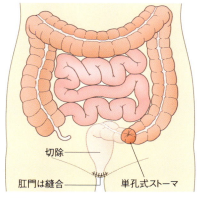

図3 直腸切断術（マイルズ術）

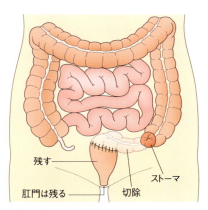

図4 腸管空置術（ハルトマン術）

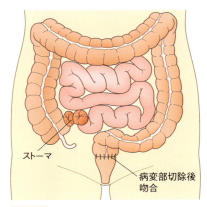

図5 低位前方切除術のカバーリングストーマ

ここでは尿路ストーマの特徴を説明していきます．

🟊 尿路ストーマ

🔅 尿路ストーマの特徴

　尿路ストーマは，悪性疾患や尿路の通過障害をまねく各種疾患で，腎機能保全のために造設されます．膀胱がんに対する膀胱全摘除術では，男性の場合，膀胱と前立腺及び精嚢を切除します（**図1**）．前立腺部分の尿道にもがんが浸潤している場合には尿道の合併切除を行います．

　女性の場合は膀胱と子宮，卵巣および腟の一部を切除します．また，骨盤内リンパ節の郭清も行われます[3]．

　膀胱を摘出すると尿を体の外へ排出することができなくなるため，新たな排尿口として尿路ストーマを造設します．尿路ストーマは，尿管を排泄口として腹部に造設する尿管皮膚瘻と，回腸の一部を使用した回腸導管があります．

　また，広義にはカテーテルを留置して尿を排出する腎瘻，膀胱瘻などもストーマに含みます．尿路ストーマでは，尿が常に出てくるため，ストーマ装具や排液バッグなどを用いて管理をする必要があります．

　1980年代には，カテーテルで導尿を行う禁制ストーマ（後述，p.10，図6）の造設が行われていましたが，手技が複雑で合併症のリスクも高いことから現在ではあまり行われていません．1990年代からは自然排尿型代用膀胱が膀胱全摘除術時の尿路変向術として行われるようになってきました．

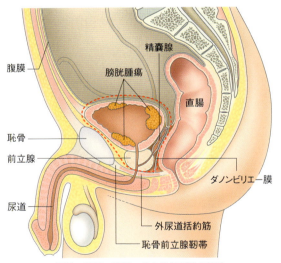

男性：膀胱，精嚢，前立腺（尿道）を摘除

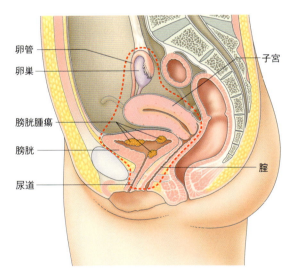

女性：膀胱（卵巣，卵管，子宮，腟の一部）を摘除

図1 膀胱全摘除術時の切除範囲

(落合慈之監：腎・泌尿器疾患ビジュアルブック．第2版, p.259, 学研メディカル秀潤社, 2017)

尿路ストーマの術式による違い

尿管皮膚瘻

膀胱全摘などで膀胱以下の尿路が使用できなくなった場合に，中から下部尿管の断端を腹部皮膚に固定してストーマ化する術式です（**図2**）．手術時間が短く侵襲が少ないため，手術リスクの高い高齢者に選択されることが多いです．

手術侵襲は少ないものの，狭窄が起きやすいため長期のカテーテル管理が必要になることがあります．また，ストーマに高さがないため，少しの皺でも漏れを起こしやすいなど管理上の難点があります．

回腸導管

膀胱以下の下部尿路が使用できなくなった場合に行われる術式で，回腸の一部を分離して導管として利用したストーマです（**図3**）．尿管皮膚瘻に比べて侵襲が大きく手技的にも難しくなります．しかし，狭窄が起きにくいことや管理のしやすさから回腸導管を選択される場合が多いです．

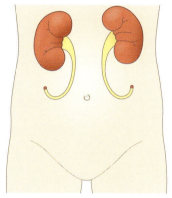
●尿管皮膚瘻（両側尿管）
両方の尿管から左右の腹部皮膚に2つのストーマを造設

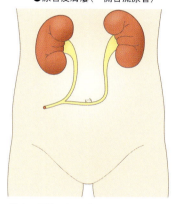
●尿管皮膚瘻（一側合流尿管）
片方の尿管をもう一方の尿管に縫合して，1つのストーマを造設

図2 尿管皮膚瘻

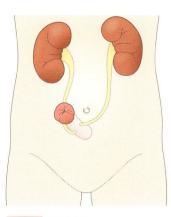
左右の尿管を分離した回腸の一部（15～20cm）につなげる．腸の片側を閉じて，逆側の腸をストーマとして造設する

図3 回腸導管

腎瘻

両側性の上部尿路の閉塞などの症例に実施されます．エコーガイド下で皮膚から穿刺し，腎盂にカテーテルを留置します（**図4**）．

膀胱瘻

前立腺肥大症による尿閉や尿道外傷による尿道断裂など経尿道的なカテーテル留置ができない場合に，膀胱から直接尿を排出させる尿路変向術です．緊急処置として一時的に行われる場合が多いです（**図5**）．

禁制尿路ストーマ

禁制ストーマには，コックパウチ（kock pouch，**図6**），マインツパウチ（mainz pouch），インディアナパウチ（indiana pouch）があり，回腸，回盲部，右半結腸を使用して尿を貯めるパウチを作成します．尿が自然に漏れ出さないように，回腸を腹腔内で重積させ，一方の回腸に尿管を吻合し，もう一方の回腸部分をストーマとして腹部に固定します．ストーマにカテーテルを挿入し定期的に排泄を行います．

禁制尿路ストーマの手術では腸管を使用して尿をためるパウチを作成するので，結石，電解質異常などの合併症が起こりやすく，回腸の重積部分が外れて禁制がなくなる場合があります[4]．

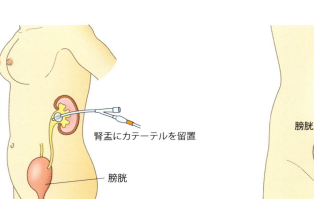

図4 腎瘻

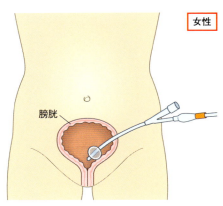

図5 膀胱瘻

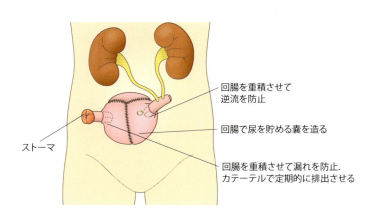

図6 禁制ストーマ（コックパウチ）

（関西ストーマケア講習会テキスト平成25年5月改訂版．p.15
進藤勝久：ストーマリハビリテーション学．p.285，永井書店，2007
以上をもとに作成）

3 ストーマの構造

消化管ストーマと尿路ストーマの構造について説明します．

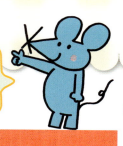

★ 消化管ストーマと尿路ストーマの構造

☀ 消化管のストーマの構造

消化管ストーマの造設方法とともに，その構造を説明します．

①皮膚切開（クーパー法・スタンプマーキング法）

皮膚切開にはクーパー法・スタンプマーキング法があります．

クーパー法：ストーマサイトマーキングの位置をペアン鉗子でつまみ上げクーパーで丸く皮膚を切り取る方法（**図1-A**）．

スタンプマーキング法：注射器の内筒をストーマサイトマーキング位置に強く押し当て圧痕をつけます（**図1-B**）．姿勢を起こしたときに皮膚が横に伸びるため，圧痕を基準に縦長の楕円に修正して皮膚をメスで切開します．回腸では20mL，結腸では30mLのシリンジを使用します．

②腸管の誘導

ストーマを造設する位置の腹膜を切開して腸管を引き出す方法（腹膜内経路）と，腹膜外を通って引き出す方法（腹膜外経路）があります（**図2**）．一時的なストーマでは，閉鎖のしやすさから腹膜内経路をとります．腹膜外経路はヘルニアなどの合併症予防のため選択されることが多いです．

A クーパー法　　B スタンプマーキング法

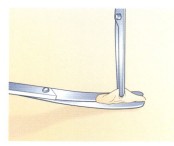 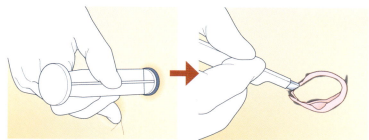

図1 皮膚切開の方法

腹膜内経路　　　　　　　　　　　　腹膜外経路

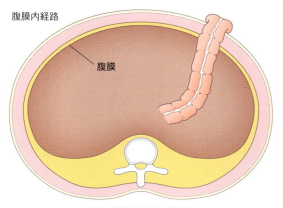 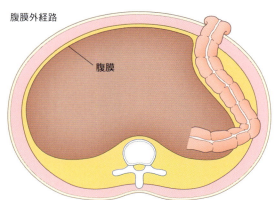

直接，腸管を腹壁に引き出す　　　側腹部の腹膜を切開して，腹膜外を経由して腹壁に腸管を引き出す

図2 腸管の誘導（腹膜内経路と腹膜外経路）

③単孔式ストーマの構造

　ストーマは腸管内側の粘膜が外側に来るように反転させて固定します（**図3**）．固定時の針のかけ方は①真皮→②漿膜→③漿膜筋層の順に行います（**図4**）．

④双孔式ストーマ（係蹄式）の構造

　つながった状態の腸管を腹部の切開部分から引き出し，中心より肛門側を切開します．反転させると口側のストーマ孔が高い双孔式ストーマになります（**図5**）．

尿路のストーマの構造

　回腸導管の場合，皮膚切開やストーマの腹部への固定は，消化管ストーマと同じ手順です．

　尿管皮膚瘻は，あらかじめマーキングした位置の皮膚を切開し，尿管を引き出して固定します．左右の尿管は右下腹部に一緒に固定しますが，尿管の長さが足りない場合は左右2か所に造設します．

　尿管の皮膚への固定方法はいくつかありますが，豊田法を**図6**に示します．いずれの方法でも尿管皮膚瘻は高さのないストーマになります．

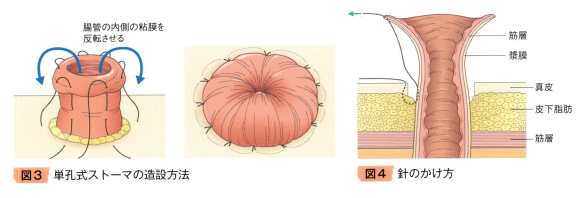

図3 単孔式ストーマの造設方法

図4 針のかけ方

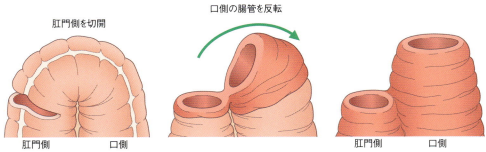

図5 双孔式ストーマ（係蹄式）の造設方法

（伊藤美智子監：病気がみえる vol.1 消化器．第5版，p.445，メディックメディア，2016を一部改変）

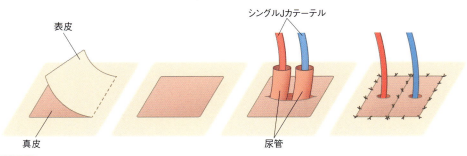

図6 尿管皮膚瘻のストーマ造設（豊田法）

（北村寛：膀胱がんの手術．患者さんへの説明にそのまま使える！泌尿器がんのすべて（羽渕友則監），泌尿器ケア 2013年夏季増刊，175，2013）

4 告知と意思決定支援

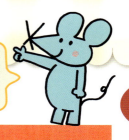

ここでは，ストーマリハビリテーションを進めるにあたり，告知と意思決定のための支援について説明します．

★ 告知時の支援

◎ ストーマリハビリテーションとは

ストーマリハビリテーションとは「ストーマと合併症の障害を克服して自立するだけでなく，ストーマ保有者の心身および社会生活の機能を回復させること．またそれを促進する技術と方法」のことをいいます[6]．

ストーマリハビリテーションは，患者さんがストーマ造設の可能性について告げられた時から始まっています（**図1**）．ストーマ造設の説明を受けて中には強い衝撃を受ける人も少なくありません．この告知の時期には，患者さんの危機状態に備えること，前向きに手術に向き合うための意思決定の支援が必要となります．

◎ 危機状態に備える

看護師は告知の際に同席し，患者さんと家族の表情や言動を観察します．病状やストーマ造設についての告知を受けた時の衝撃の大きさは，患者さんによって異なります．

通常，患者さん個人がもっている対処する力が，衝撃に応ずるのに不十分である場合は危機状態となります．危機の症状はさまざまで，無力・不安・錯乱・憂鬱・怒り・引きこもり・絶望感などがあり，自殺・他殺念慮がみられることもあります．危機モデルは，危機のたどる特有の経過を模式的に表現したもので，危機介入に対する考え方を示し，患者さんがたどる経過や必要な介入を表しています．多くの危機モデルが開発されていますが，後天性の機能障害（外傷性脊髄損傷）から開発されたフィンクの危機モデルを示します（**表1**）．患者さんがどのような状況にあるかをアセスメントして看護介入を行います．

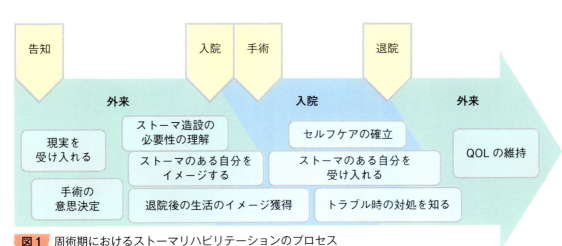

図1 周術期におけるストーマリハビリテーションのプロセス

（松原康美：ストーマケア実践ガイド，p.9，学研メディカル秀潤社，2013を一部改変）

表1 フィンクの危機モデル

段階	状況	看護介入
衝撃	最初の心理的ショックの時期であり，迫りくる危険や脅威のために強烈なパニックや思考の混乱に陥る	あらゆる危険から患者を完全に保護し，温かく誠実な思いやりのある態度でそばに付き添い，静かに見守る
防衛的退行	自らを守る時期であり，危険や脅威を感じさせる状況に直接的に直面できずに現実逃避，否認，抑圧のような防衛機制で自己の存在を維持しようとする	患者に脅威の現実に目を向けさせるような積極的なはたらきかけでなく，患者のありのままを受け入れてそばに付き添い，患者を支持し安全を保障する
承認	危機の現実に直面する時期であり，自己イメージ喪失を体験し，深い悲しみ，強烈な不安を示し再度混乱を体験するが，しだいに自己を再調整していく	安全を保障しながら積極的な危機に対しての看護のはたらきかけを行い，自ら問題解決に取り組めるように支援する
適応	建設的な方法で積極的に対処する時期であり，危機への適応の望ましい成果であり，新しい自己イメージや価値観を築いていく	将来のことを考え，成長に向けて新しい自己イメージや価値観を築いていく過程であり，広範囲な知識と技術，さらに人的および物的資源で援助する．満足感が得られる経験や成果をフィードバックし，徐々に成長を促す

（松原康美：ストーマケア実践ガイド，p.25，学研メディカル秀潤社，2013を一部改変）

手術の意思決定支援

外来を受診する患者さんの中には，便に少し血が混じる，便が細くなったなどの症状がみられず，日常生活に不自由を感じていない人も多くいます．このような患者さんの場合，手術後に生活スタイルや自分の体の機能が変わることに対し，大きな不安を感じ，手術を否定的にとらえる人も少なくありません．

また，ストーマ造設の説明を受けた患者さんの中には，「ストーマになるなら手術をせずに死んでもいい」と話される人もいます．しかしながら，"ストーマがどんなものか，手術後にどんな生活になるか"などの説明を受けることにより，「それならやっていけそう」と感じられる患者さんもいます．

患者さんには，治療を中断すると病気が進行してしまうこと，ストーマの造設によって健康な生活を維持できることを理解してもらい，前向きに手術に臨めるように支援します．成人であれば，自立しており，自己判断力を用いて自己学習する能力を持っています．看護師は患者さんの能力を認め，尊重し，意思決定を支援することが大切です[7]．

1 術前オリエンテーションの実際

ここでは術前オリエンテーションを実施するために，必要な基本知識を説明します

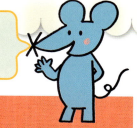

★ 術前オリエンテーションとは

● 術前オリエンテーションを始める前に

オリエンテーションとは，「方向づけ」の意で，新しい環境などに人を順応させるための教育指導とされています．術前オリエンテーションでは，患者さんが前向きに手術に臨めるように患者教育を行うとともに，手術までの期間に行うべきことの説明やストーマサイトマーキングなどを行います．

術前オリエンテーションを始める前にしておくこと

- 医師の説明内容を確認
- 医師の説明についての患者の理解について確認
- プライバシーの守れる場所の確保
- わかりやすく説明するために，パンフレットや模型などを準備

● 術前オリエンテーションの参加者

術前オリエンテーションには，同居の家族や患者さんが頼りにしている親しい人と一緒に受けてもらうようにします．患者さんにとってストーマ造設後のトラブルや心身の負担に対して一番支えになるのは配偶者や家族であるといわれています[1,2]．また，家族自身も患者さんと同様，ストーマに不安を抱えたり，患者さんの病状に苦痛を感じたりする場合が多いため，患者さんとともに家族のサポートも行う必要があります．

● 術前教育の目的

術前教育の目的は，ストーマについての正しい知識を得て患者さんが前向きに手術に臨むこと，手術や術後の生活に対する不安を軽減し，術後のセルフケアを促進することにあります．

医療者は，ストーマ造設による術後の生活や身体の変化をイメージできるので，術前から学習を行うことが可能です．しかし現在では，入院期間の短縮により術前教育は外来で行われることが多くなっています．入院前にはさまざまな不安がありますが，家庭内ではストーマについて正しい知識をもって患者さんに説明してくれる人がいないことのほうが多いでしょう．

術前の外来では，限られた時間の中で患者さんがリラックスし，不安を少しでも軽減できるようにかかわる必要があります．それには医師，皮膚・排泄ケア認定看護師（WOCナース）*や医療ソーシャルワーカー（MSW）**などの専門家とチームで教育を行うことが望ましいでしょう（**表1**）．ただし，WOCナースやMSW以外が術前教育をするのを禁じるものではありません．施設の状況によっては外来看護師が行います．

表1 術前教育の内容と役割分担

	内容	担当者
手術の説明と同意	ストーマ造設の必要性	医師
	術式について	
	術前教育を受けること	
情報提供	ストーマとは	ストーマ外来ナース・WOCナース
	ストーマの管理方法	
	術前から退院までの経過	
	退院後の日常生活	
	社会福祉制度	MSW
手術準備	ストーマサイトマーキング	病棟ナース・WOCナース
	腸管の清浄化	受け持ちナース

用語解説

＊皮膚・排泄ケア認定看護師（WOCナース，WOCN）
日本看護協会による認定看護師制度の分野の一つ．褥瘡などの創傷（wound）の管理およびストーマ（ostomy），失禁（continence）等の排泄管理や患者・家族の自己管理およびセルフケア支援などにおいて，実践・指導・相談の3つの役割を持つ．

＊＊MSW（medical social worker）
保健医療機関等において，社会福祉の立場から患者や家族が抱える経済的・心理的・社会的問題を解決，調整をサポートし，社会復帰の促進を図る医療職．

術前教育の流れ

手術の説明と同意

医師は，ストーマ造設の必要性とどのような手術を行うかを説明します．この時，医師はストーマの造設は，患者さんのQOLを維持するために最善の方法であることを説明します．患者さんが，"ストーマを造設するのが自分にとって良いことである"という認識を持つことはストーマ受容においてとても大事です．とはいえ，ストーマがどんなものかよくわからない状態で，患者さんや家族は先の見通しのつかない不安な状態に陥ります．この状態を改善するため，ストーマの正しい知識を得られるように術前ストーマ外来の受診を促します．

術前ストーマ外来の受診時期

術前ストーマ外来を受診する時期には明確な基準はありません．医師から病名や術式の説明を受けた後，多くの患者さんは，自分なりに友人やインターネットなどから情報を得ようとします．しかし，間違った情報を得たり，スキントラブルの画像を見て不安を感じたりする場合もあります．

私の経験では，医師の病状説明から1週間程度の間に受診してもらうよう促していました．患者さんが少し落ち着いて，疑問に思うこと（例：ストーマの手術後も仕事ができるだろうか，など）が出始めた時期に受診するのが効果的だと感じています．手術日までに日数があり，患者さんが希望される場合には追加日を設けて説明を行います．

情報提供

術前ストーマ外来では，ストーマとは何か，ストーマの管理方法，術前から退院までの経過退院後の日常生活についての情報提供を行います．場合によっては，病状説明を行うこともあります．必要な情報を患者・家族に提供することでストーマを理解し，ストーマのある生活をイメージしてもらいます．そして，ストーマ造設に伴うさまざまな不安の軽減を図るとともに，ストーマ造設後の自分をサポートする医療者や社会福祉制度などの情報を提供することで患者さんの安心につなげます．

実施する場所

排泄や性機能などについて説明を行うため，患者・家族が話しやすいプライバシーを守ることができる場所で行います．

説明に使用するガイドブック（図1）や模型（図2），ストーマ用品などを置くための机があるとよいでしょう．机に座る場合には，机の角を挟んで90度の位置に座ると両者がリラックスしてコミュニケーションがとりやすいとされています（図3）．

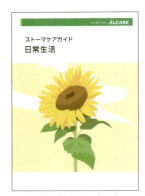
（写真提供：アルケア）

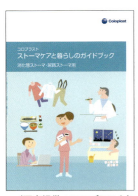
（写真提供：コロプラスト）

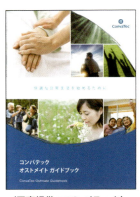
（写真提供：コンバテック）

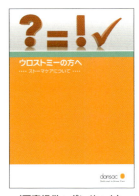
（写真提供：ダンサック）

図1 各社ガイドブック例（一部）

準備するもの

説明用パンフレット，ストーマ装具，あれば，ストーマ模型，DVDなどを準備します．

パンフレットは，自分の病棟で作成したものがあればより使いやすいですが，なければ，各ストーマ装具メーカーの作成しているオストミーガイドブック（**図1**）を使用して説明するのも便利です．術後の指導に使用するものと同一のものを使います．患者さんにも同じものを渡しておくことで，繰り返し見ることができて理解も深まります．

説明内容

説明する項目とその内容・ポイントを**表1**（p.19〜20）に示します．

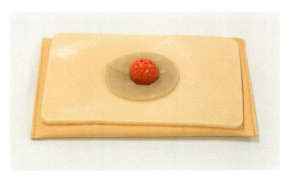

図2 ストーマの模型

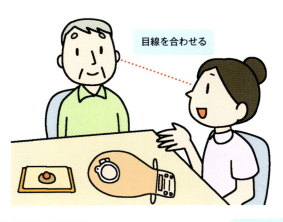

図3 術前教育

手術準備

　消化管の手術や腸管を使用する回腸導管の手術では，多くの場合，手術前日から絶飲食を始め，下剤を使用して腸管内をきれいにしておきます．絶飲食の期間や，腸管内の清浄化の方法については施設によって異なるため，医師の指示に沿って実施します．

　最近では，術後の回復強化を目的としたERAS（イーラス：enhanced recovery after surgery，**図1**）というプログラムを取り入れている施設もあります．このプログラムでは手術前日まで食事が可能で，手術の約3時間前に炭水化物飲料を飲みます．手術後も早期に水分を取り，絶飲食期間を最小限にすることで，周術期における患者さんの肉体的・精神的ストレスを軽減させます．

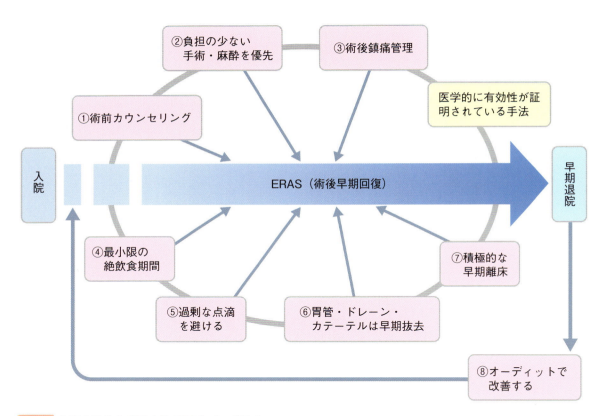

図1 大阪府済生会千里病院ERASプログラム

大阪府済生会千里病院　http://www.senri.saiseikai.or.jp/hospital/department/surgery/eras.html（2017年8月18日閲覧）

表1 術前教育の内容

説明項目	内容とポイント
手術について ・消化管や尿路の解剖／どのような手術か	医師から説明を受けているが，全く覚えていない人は少なくないので，現状認識ができた時期に改めて説明する 患者・家族の手術への思いや理解の程度を確認する
ストーマとは	イラストや模型を見せながら説明する ・外観（赤く湿っている） ・特徴（粘膜，痛覚がない） ・禁制機能がない
ストーマ装具 ・機能（直腸，膀胱の代わり）	実際に触って，柔らかさ・大きさ・薄さなどを確認する ストーマ装具を使用した排泄方法を習得すると，今までと変わらない生活がおくれることを説明する
・装具のバリエーション	色や形など患者さんの好みや体形に合わせて選べること
・装具交換の方法	数日ごとに装具をはがして，皮膚をきれいに洗った後，新しい装具を貼る 交換の方法は手術の後，看護師が一緒に交換しながら練習していく （第3章 ストーマ装具交換の手順参照）
・排泄物の捨て方 　排出口の開閉練習 　トイレでの排泄説明	深く座る　　向かい合うように座る　　向かい合ってかがむ 温水洗浄便器操作盤が邪魔になることがあるので，自宅のトイレのタイプを確認しておく
術前から退院までの経過	おおよその入院期間，手術前の検査，絶食，中止薬の確認，術後の傷や挿入される管の種類，離床のスケジュールなど，クリニカルパスを使用している施設ではパスに沿って説明 手術の後は初回の装具交換は看護師が行い，徐々にセルフケアができるように指導していくことを伝える
退院後の日常生活 ・食事	特別な食事制限はない． イレオストミーでは，脱水に注意．繊維の多い食物を多くとると詰まりを起こすことがある． 尿路ストーマでは腎臓の機能を保ち，尿路感染を予防するため，尿量が1,500mL以上になるように水分を摂取する
・排泄	食べ物やストレスによって下痢や便秘になることがある
・におい・ガス	ストーマ装具は防臭性の高い材料で作られているが，気になる場合はストーマ用の消臭ケア用品を使用する 個人差はあるが，食べ物によっても便の性状やガスなどに影響をするので，食べる量を加減するなどの工夫をする におい・ガスに影響する食物については，第5章「表1　ストーマからの排泄に影響する食品」（p.49）を参照.

第2章　ストーマ造設前のケアのポイント

表1 術前教育の内容（つづき）

・入浴	消化管のストーマでは，ストーマ装具をつけたままでも外した状態でもお湯に浸かることができる．ストーマの排泄孔から体の中にお湯が入ることはない．尿路ストーマでは尿が絶えず出ているので，ストーマ装具をつけてお湯に浸かる．公共の浴場ではマナーとして装具をつけておく．
・睡眠	就寝前にストーマ袋を空にしておく．尿路ストーマでは畜尿袋を接続して貯めておくことができる
・服装	ストーマ部分を直接圧迫しなければ服装の制限はない
・運動・スポーツ	ゴルフ，テニス，水泳など手術前と同じようにすることができる．多量の汗により装具は剥がれやすくなるので，交換の準備もしておく．レスリングのようにストーマ部位を強く押さえる可能性があるものは避けたほうがよい
・仕事	最初は職場のトイレでの排泄物処理にも時間がかかるので，会社の上司などにもストーマの理解を得ておくとよい．重いものを持ち上げるなど腹圧がかかる作業は，ストーマ傍ヘルニアのリスクを高めるので避けるようにする
・旅行	出かけるときは予備の装具を多めに携帯する． 飛行機に乗る場合，はさみを持ち込めないので，カットした装具を携帯する．潤滑剤・洗浄剤なども100mL以下の小さなものにし，ジッパー付き透明プラスチック製袋にいれておく
・性生活	性行為の前には袋を空にする．小さめのストーマ袋に変更したり袋カバーや腹帯などを使用すると邪魔にならない 性機能障害がある場合，ためらわず主治医や看護師に相談する
・外出時のトイレ	外出中でもオストメイト対応トイレを使用すると装具交換が楽に行うことができる．外出時はストーマ装具，ビニール袋，ウエットティッシュなどを携帯する オストメイト対応トイレのマーク（画像提供：公益財団法人交通エコロジー・モビリティ財団）
・災害時の備え	ストーマ用品は避難場所ですぐに入手できないことが多いので，非常用持ち出し袋に10日間ストーマ管理ができる分量のストーマ用品を準備しておく．半年ごとに新しい装具と交換しておく
・社会福祉制度	永久ストーマの場合に身体障害者手帳の申請が可能 身体障害者手帳の交付を受けると日常生活用具の給付券の申請が可能になる．日常生活用具の給付券でストーマ装具を購入できる 給付額は市区町村や個人の収入によって異なる

2 ストーマサイトマーキング

ここではストーマサイトマーキングの基本知識とその手順について解説します．

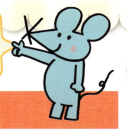

★ ストーマサイトマーキングとは

◉ ストーマサイトマーキングの目的

ストーマサイトマーキングとは，術前にストーマを造るべき位置を体表上に選定して同部に印をつけること（日本ストーマ・排泄リハビリテーション学会）です．

漏れがなく管理しやすいストーマは，オストメイトのQOLを維持するために必要です．管理しやすいストーマの条件は，適切な高さがあり，形や大きさが良く，装具を貼付したり交換したりするのに適した位置に造設されていることです．この管理しやすいストーマの条件の一つである，適切な位置を決めるのがストーマサイトマーキングです．

ストーマサイトマーキングを実施することで以下のような効果が期待されます．

・合併症の予防と早期発見
・ストーマの観察やケアを容易にする
・ストーマのイメージづくり
・ストーマの受け入れを促す
・QOLを保つことができる

また，マーキングを行う前に以下の項目について確認しておきます．

・患者が医師からストーマの説明を受けているか
・ストーマの必要性を理解しているか
・造設に合意しているか
・ストーマのオリエンテーションを受けて理解しているか
・主治医がマーキングに同意しているか
・術式，切除範囲，造設部位，腸管・尿管の長さに余裕があるかなどの情報を得ておく

これらの項目が不十分な場合は医師と相談して進めましょう．

◉ マーキングの位置

マーキングの部位条件としてクリーブランドの基準（表1）が一般によく使用されます．しかし，患者の体型や造設する腸管の場所によっては，臍より上部にマーキングを行う場合があります．

また，術前に低栄養の状態が続いている患者では，術後に体重増加が予測されるため，腹部脂肪層の頂点にすると，体重増加により本人から見えなくなることもあります．患者さんの身体条件や日常生活動作をよく踏まえたうえで，患者さん・医師とともにケアしやすい位置を決定しましょう（表2）．

表1 クリーブランドの基準

1. 臍より低い位置
2. 腹部脂肪層の頂点
3. 腹直筋を貫く位置
4. 皮膚の窪み，皺，瘢痕，上前腸骨棘の近くを避けた位置

表2 セルフケアしやすいストーマの位置

1. 本人が見ることができセルフケアしやすい位置
2. 姿勢，体位の変換などに影響されにくい位置で，腹部に一定の平面が得られる位置
3. 瘢痕（手術創，放射線潰瘍など）や，骨突出部（肋骨弓，上前腸骨棘など）から離れた位置
4. 可動性に乏しく，ストーマ脱出，ヘルニアなどの合併症を予防するために腹直筋を貫く位置
5. 体重の増減に伴う体格の変化を含めた患者の予後や，職業，補装具（車椅子，コルセットなど）など，日常の動作を妨げない位置
6. 放射線治療が予定されていない位置

消化管ストーマのマーキングの実際

一般的な消化管ストーマのマーキングの手順

①手術に関する情報と患者さんの生活背景などを確認しておきます．
②必要物品を準備します（**図1**）．
③患者が話しやすい環境を整え，仰臥位で腹部を露出します．タオルなどを使い，不必要な露出は避けるようにします（**図2**）．
④肋骨弓，上前腸骨棘，正中線，臍下縁を通る水平線に水性マジックで印をつけます（**図3**）．

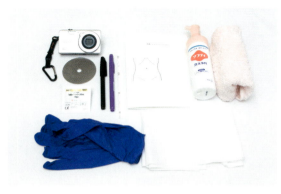

図1 必要物品

デジタルカメラ，マーキングディスク（通常7.0cmを使用），水性マジック，メジャーまたは定規，記録用紙，カメラ，油性マジックまたは皮膚ペン，温タオル，洗浄剤，皮膜剤

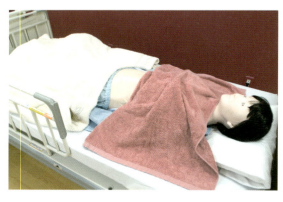

図2 患者の準備

不必要な露出を避け，腹部を露出する

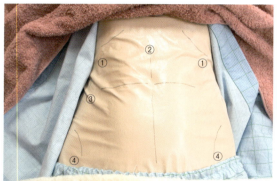

図3 水性マジックで印をつける

①肋骨弓
②正中線
③臍下縁を通る水平線
④上前腸骨棘

⑤臥床したまま頭部を軽く挙上し腹壁を緊張してもらいます．両手でゆっくりと腹部を押さえながら腹直筋外縁を確認します（**図4**）．この時に指先を立てて強く押さえると痛い場合があるので，手指を寝かせるか第5指側で優しく確認していきます．
⑥確認ができれば外縁部に沿って印をつけます（**図5**）．腹壁を緊張させた姿勢は負担があるので長時間続けないように配慮をしましょう．臥床したままで腹部のしわ，くぼみ，瘢痕なども確認します．
⑦臥床したままで，マーキングディスクが安定する場所を探して印をつけます（**図6**）．安定する場所は，腹直筋内で肋骨弓や上前腸骨棘から離れ，深いしわや瘢痕にマーキングディスクが被らない位置です．正中創に近すぎると，創の治癒状況によって瘢痕化して平面が得られない場合が考えられますので，ストーマ装具保護剤が少なくとも2cmの幅で安定して貼付できる場所を探しましょう．
⑧坐位になり，前屈姿勢や体をひねった状態でしわの入り方や腹部脂肪層の状態を確認してマーキング位置を調整します．
⑨患者さんがセルフケアを行う際，座位や立位の姿勢でマーキング部分が見えているか，見えやすくケアしやすい位置かを確認します．

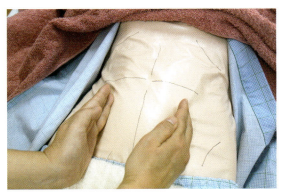

図4 腹直筋外縁の確認
手指を寝かせるか第5指側で優しく確認

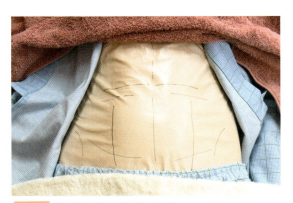

図5 腹直筋外縁に印をつける

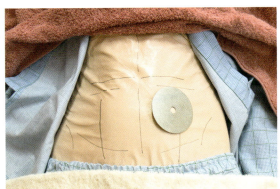

図6 ストーマの位置をマークする
マーキングディスクが安定する場所に印をつける

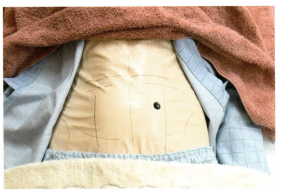

⑩マーキング位置で，普段使用している着衣や生活行動に支障がないか確認をします．例えば普段のズボンのベルトの位置など，患者さんの生活状況に合わせて確認を行います（**図7**）．

⑪もう一度臥床し，決定した場所に油性マジックか皮膚ペンで印をつけます．消えないように皮膜剤を散布しておきます．

⑫マーキング位置を記録します．必要に応じて写真で記録します（**図8**）．

⑬主治医にマーキング位置と理由を報告します．

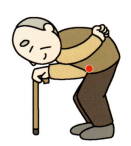
腰が曲がっている
ストーマや装具が圧迫
される位置ではないか

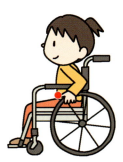
車いす
座って装具交換しやすい
位置か

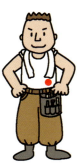
重い工具ベルトで
圧迫しないか

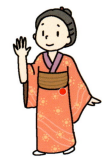
着物の帯で圧迫しないか

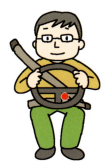
シートベルトや長時間の
運転に困らないか

図7 生活状況に合わせたストーマサイトマーキングの検討

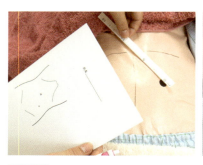
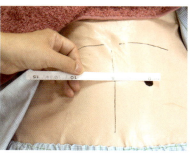
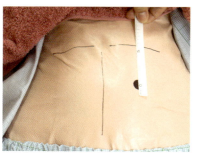

図8 マーキング位置の記録
定規を使用し，記録用紙に記録していく

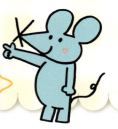

ここでは尿路ストーマのマーキングについて説明します．

尿路ストーマのマーキング

回腸導管のマーキング

消化管ストーマのマーキングの手順で右側の腹部に位置決めを行います．

尿管皮膚瘻のマーキング

病変部を切除した残りの尿管を腹部に挙げてストーマとし，希望位置に造設するため，尿管を無理に伸展させると通過障害を起こしやすく水腎症を発症したり，ストーマが陥没したりして管理困難なストーマとなります．

尿管は腸管とは違い狭窄が起きやすいので，腹直筋の外側に造設します．前腋窩線より外側になると肋骨弓や上前腸骨棘が近くなり，見えにくい位置であるため前腋窩線より内側にマーキングを行います（図1）．

片側尿管皮膚瘻の場合は，左右のどちらかに造設します．尿管の長さが予定より短い場合も予測し，数か所にマーキングしておきます．

尿路と消化管と両方のストーマがある場合のマーキング

骨盤内臓全摘術では，消化管のストーマと尿路ストーマの両方が造設されます．尿路ストーマのほうが尿管の長さなどの制約があるため優先して位置決めをします．

2つのストーマが同じ高さにあるとストーマベルトの使用が難しくなるため，尿路ストーマを消化管ストーマより頭側に置くようにします．さらにストーマ間の距離が近いと装具を貼付しにくくなるので，腹部の左右に分けて位置決めをします．

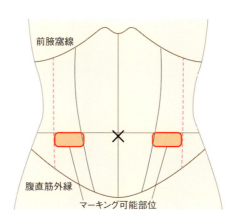

図1　尿管皮膚瘻のマーキング

(ストーマリハビリテーション講習会実行委員会編：ストーマリハビリテーション基礎と実際．第3版, p.142, 金原出版, 2016)

1 ストーマ装具装着と交換の手順

★ ストーマ装具の装着

◉ 患者さんの心理と環境

　術直後は患者さんにとって，初めてストーマからの排泄や装具の装着を経験する時期です．術前のオリエンテーションやサイトマーキングが行われていても，実際の体験によってもたらされる感情は複雑であると考えましょう．

　しかも，私たち看護師が行うストーマケアが，患者さんにとって最初のストーマ体験になります．環境に配慮し，患者さんにとって，良いイメージとなるようなストーマケアを実践しましょう．

◉ ストーマケアを行う時に配慮したいこと

・室内環境を整え臭気に配慮しましょう（臭気を拡散させない技術・換気環境の整備）．
・患者さんへのわかりやすい言葉でストーマの様子を伝えましょう．この時，ネガティブなイメージにつながるような言葉にならないように注意しましょう．例えば，「いい色のストーマですよ」，「形も良いですよ」など，ポジティブな言葉をかけ，患者さんがストーマを受け入れやすいようにします．
・スムーズな一連の流れでストーマケアを実践しましょう．

◉ ストーマ装具の貼り替え

　術後1〜2日目に初めての装具交換を行います．看護師が患者さんは臥床の状態で装具を貼り替えます．

　なお，術直後は排泄物のある部分

| 表1 | ストーマ装具の貼り替え時のポイント |

- "スマート"な"ストーマケア"を行い，ポジティブメッセージを心がける
- セルフケア導入に配慮したストーマケアを行う
- 皮膚と術後創に対してやさしく装具をはがす
- ストーマと周囲の皮膚を観察する
- ストーマ周囲皮膚の清潔を保つスキンケアを行う
- 準備から後片付けまでスムーズな一連の流れで行う

に皮膚と粘膜を接合した創が存在します．よって，装具を用いた排泄物のパウチングとともにストーマとストーマ粘膜皮膚接合部，その周囲皮膚の観察が重要となります．

　ここでのポイントを表1に示します．

◉ 術直後に適した装具

　術直後に適したストーマ装具の例（図1）と特徴を示します．

- 排泄物やストーマの状態を観察しやすい透明な袋
- 造設したばかりのストーマやストーマ粘膜と皮膚の接合部，術後創を傷つけず皮膚を保護するもの
- 排泄物の処理が創から遠いところで行える
- KG系は水分で溶解しやすいので，イレオストミーや尿路系ストーマは合成系皮膚保護剤を用いた装具を選択する（保護剤成分表p.30）．

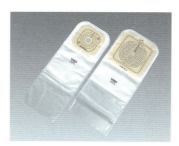

製品名　ポスパック・K
（写真提供：アルケア）

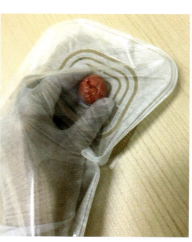

図1　術後装具の一例：
　　　アルケア ポスパック・K
　　　（KG系）

裾が長いので，正中創から遠い位置で便が処理できる．また，手が入りストーマに触れて，直接観察できる．静菌作用があり，低粘着性のため術直後の管理に適している

ここでは看護師による装具の装着について説明します．

⭐ 装具交換の方法

ここでは，単品系装具（袋と面板が一体となっているタイプ）で結腸ストーマを想定した基本的な貼り替え方法を示します．
①貼り替えに必要な物品を準備します（**図1**）．
②ケア実施者はスタンダードプリコーションを行い，患者にこれから装具交換を実施することを説明してから開始します．
③腹部を露出し，ビニール袋を開いて腹部の下に敷き込みます．ケア中に排泄物や滴がつたって衣服やシーツが汚れないように側腹にガーゼなどを当てておきます（**図2**）．
④装具をやさしく，正中側から剥がしていきます．その際，リムーバーを皮膚と面板が粘着している境に塗布し，粘着している皮膚の境を指でゆっくりと押しながら剥がしていきます（**図3**）．正中創がある場合は装具を剥がす際，創を引っ張って痛みの原因にならないように注意します．

POINT 粘着したものを引っ張って剥がす感覚ではなく，浮きはがれるような感覚で剥がすと皮膚への刺激が少なくなります．

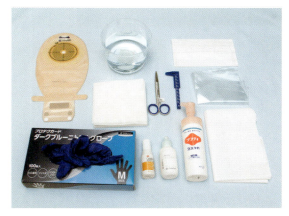

図1 必要な物品

装具，粉状皮膚保護剤，ハサミ，ノギス，剥離剤，洗浄剤，不織布ガーゼ，ビニール袋，微温湯，マスク，処置用手袋，エプロン

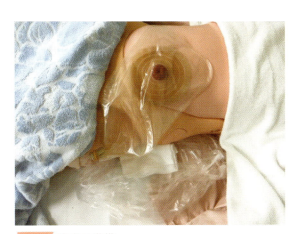

図2 患者の準備

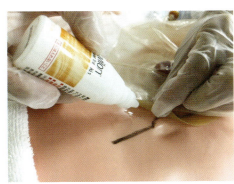

皮膚と面板の境にリムーバーを塗布

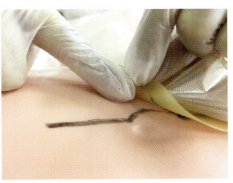

指でゆっくりと押しながら剥がす

図3 装具の剥がし方

⑤剥がした装具はただちに面板を2つに折りたたみ，臭いが漏れないようにしてビニール袋へ入れます（図4）．

⑥ストーマ周囲の汚れや付着した排泄物を取り除きます．
不織布ガーゼなどを用いてストーマ粘膜や皮膚を傷つけないように拭き取ります．

⑦洗浄剤でストーマ周囲を清拭します（図5）．
装具の粘着剤が皮膚に残っている場合は，リムーバーを使って除去しましょう．その後，洗浄剤を使ってやさしく皮膚の清拭を行います．ストーマと皮膚の境目も丁寧に拭き取ります（図6）．

POINT 不織布ガーゼなど軟らかい素材のもので清拭します．洗浄剤は泡状，スプレー，クリームなどいろいろなタイプのものがありますが，いずれも汚れを浮き上がらせる効果があります．

⑧濡らした不織布ガーゼ等で洗浄剤を拭き取ります．

⑨ストーマとストーマ周囲を観察します．

観察ポイント
- ストーマ粘膜の色，大きさ，浮腫の程度，出血の有無
- ストーマ粘膜皮膚接合部の発赤・腫脹や離開，硬結の有無
- ストーマ周囲皮膚の発赤，びらん，表皮剥離，痛み，痒みなどの有無

⑩ノギスや定規を使用し，ストーマの径（縦・横・高さ）を測定します（図7）．

⑪装具の面板部分をカットします（図8）．

POINT 単品系装具は面板部分を切るときに，誤って袋を切ってしまわないように袋に空間を作ってから切ります．貼る前に，ストーマに当ててサイズを確認します．

結腸ストーマの場合

結腸ストーマでは，術直後からストーマ粘膜は浮腫が発生するので，術後1週間程度の期間はストーマサイズより大きめにカットして貼付します．
カラヤ系（KG系）皮膚保護剤の場合は，ストーマ粘膜皮膚接合部から3〜5mmのすき間ができるように，ポリマーブレンド系（CPB系など）皮膚保護剤は，2〜3mmのすき間となるように調整します．この浮腫は，術後3〜4日で最大となり数週間で徐々に取れていきます．浮腫のある間は，サイズが変化するので貼り替えごとにストーマサイズの計測を行います．

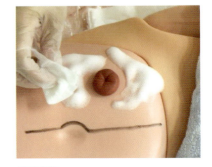

図5 ストーマ周囲の清拭

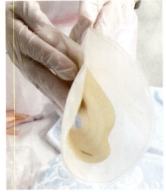

面板を2つに折りたたむ

図4 剥がした装具の扱い

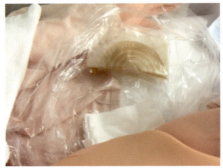

臭い漏れを防ぐためビニール袋へ

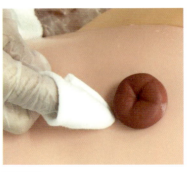

図6 ストーマと皮膚の境目の拭き取り

回腸ストーマ・尿路ストーマの場合

ポリマーブレンド系皮膚保護剤は，ストーマ粘膜皮膚接合部から1～2mmのすき間となるように調整します．術後1週間が経過したら，ストーマ粘膜皮膚接合部から1mm程度のすき間となるように調整します．

ストーマ装具の皮膚保護剤は，さまざまな成分によって構成されています．その中で，親水性や疎水性のポリマーをブレンドして構成されている皮膚保護剤は，ポリマーブレンド系皮膚保護剤と分類されます（**表1**）．

⑫ストーマ周囲皮膚が乾燥していることを確認して装具を貼ります（**図9**）．貼付したら，ストーマ周囲の皮膚を指の腹で押さえてなじませます（**図10**）．

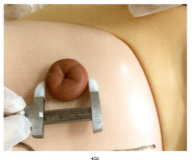 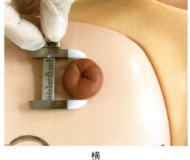 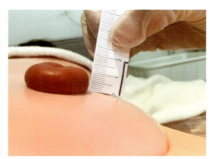

縦　　　　横　　　　高さ

図7 ストーマ径（縦・横・高さ）を測定

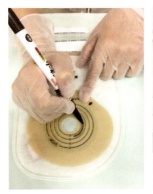 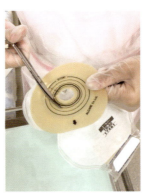 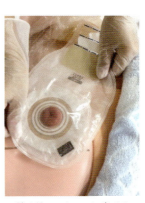

印をつける　　袋に空間をあける　　面板をカットする　　貼る前にストーマに当てる

図8 面板部分のカット

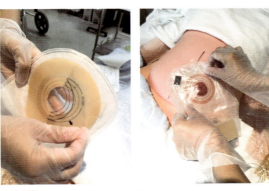 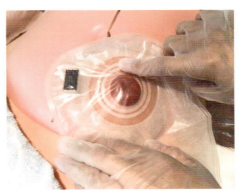

図9 ストーマ装具の貼付　　**図10** ストーマ周囲を指でなじませる

術直後は，臥床〜離床に向かう時期のため，装具の排出口は下斜めになるように貼ると，起き上がっても袋内に排泄物が流れやすく，排出操作もしやすくなります．

⑬ストーマ周囲のすき間に粉状皮膚保護剤を散布し，すき間を埋めて皮膚を保護します（図11）．
⑭袋の裾を閉じます（図12）．
⑮患者の衣服を整え後片付けをします．

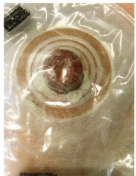

排出口を下斜めに貼る

図11 粉状皮膚保護剤を散布してすき間を埋める

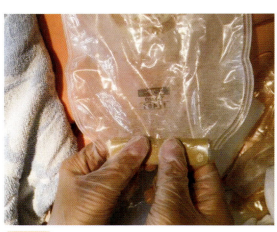

図12 袋の裾を閉じる

K：カラヤガム，B：ポリイソブチレン
C：CMCナトリウム，P：ペクチン
S：スチレンイソプレンスチレン
EVA：エチルビニールアセテート
PVP：ポリビニールピロリデン

（近藤勝久：ストーマリハビリテーション学．p.112，永井書店，2007 を抜粋して作成）

表1 皮膚保護剤の分類

1. 主成分による分類（進藤分類）
   - カラヤ系：KG，KB，KPBS
   - CMC系：CPB，CB，CPBS，CS
   - 混合系：CKB，CKPB
   - 合成系：EVA，PVP，ポバール，共重合体

2. 構造，組成による分類（吉川分類）

親水性ポリマー \ 疎水性ポリマー	B：PIB（ポリイソブチレン）	S：SIS（スチレン・イソプレン・コポリマー）	B：PIB S：SIS	B：PIB E：EVA（エチレン・酢酸ビニル・コポリマー）	B：PIB M：マイクロファイバー	B：PIB H：水素添加SBR
K：カラヤガム P：ペクチン	KPB系		KPBS系			
C：CMC P：ペクチン	CPB系	CPS系	CPBS系	CPBE系	CPBM系	CPBH系
C：CMC P：ペクチン F：コットンファイバー	CPFB系					
C：CMC	CB系	CS系	CBS系			

（日本ストーマ・排泄リハビリテーション学会：ストーマ・排泄リハビリテーション用語集第3版．p.148，金原出版，2015）

引用・参考文献はp.152参照

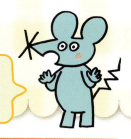

ここでは尿路系ストーマについて解説します．

⭐ 尿路系ストーマケアのポイント

☀ 尿路系ストーマ装具の貼り替え

　回腸導管や尿管皮膚瘻は，ストーマから尿管経由で腎臓にカテーテルが留置されていることがあるので，装具の貼り替え操作で抜けないように注意しましょう．カテーテル挿入の長さを示すラインや目盛りを観察し，異常がないかを確認します．

　ストーマケアを行っている最中もカテーテルの先端から尿が流出しますから，清潔なガーゼで尿を吸収しながら行います．

　面板を貼るときに，尿で皮膚が濡れていると粘着しないため，皮膚が乾いていることを確認して貼付します．カテーテルの先端は装具の逆流防止弁を通過しないところに位置するようにします．

　カテーテルが挿入されていなければ，ガーゼ等を硬めに巻いたロールガーゼをストーマの排泄口に当てて，流出してくる尿を吸収しながら装具の交換を行います（**図1**）．セルフケアトレーニングの段階でカテーテルが留置されている場合は，カテーテルを清潔に取り扱い，かつ抜けないように患者に手技を習得してもらう必要があります．

☀ 尿路系ストーマ装具の特徴

　尿路系ストーマ装具には，以下のような特徴があります（**図2**）．

- 排出口が尿流出に適したキャップ式，またチューブ接続が可能な構造
- 排出された尿がストーマ口へ逆流することを防ぐ逆流防止弁付き
- 使用されている皮膚保護剤が水分に対して耐久性がある反面，皮膚への粘着力が強い

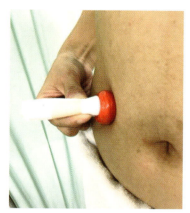

ロールガーゼを使用する

図1 尿の吸収

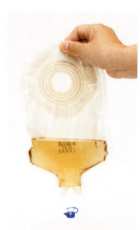

キャップ式　　　逆流しない構造

図2 尿路系ストーマ装具

✪ セルフケアトレーニング

☀ セルフケアトレーニングの開始時期と条件

セルフケアトレーニングは，身体面では術後創痛がコントロールできており，30分程度の坐位の保持やトイレ歩行が可能であること，心理面ではストーマケアに臨む患者さんの意欲の確認（ストーマやストーマケアに対する前向きな発言）ができれば開始できます．

これまでは，術後創治癒が見込まれる術後7日以降の開始が好ましいとされてきました．最近では術後入院期間が短く，腹腔鏡を用いた低侵襲な手術も多くなってきていることから，セルフケアトレーニングの開始は条件が整えば術後すぐにでも開始することが多くなってきました．

術後初回の装具交換から創部に影響のない単品系装具を選択し，社会復帰を想定したストーマ装具を用いることも珍しくありません．しかし，セルフケア能力やストーマに対する受容の経過は，患者によってさまざまです．セルフケアトレーニングは，患者ごとの状況をよく捉えながら段階的に行っていくことが必要です．

☀ セルフケアトレーニングの進め方

セルフケアトレーニングのステップとしては，次の3段階で進めていきます．

> STEP1：看護師によるデモンストレーションを行う．
> 患者さんは説明を聞きながら，看護師がストーマケアを行う様子を見学します．すなわち，術直後の貼り替え場面から始まっています．
> STEP2：看護師が説明しながら患者さんができる部分は行う．
> STEP3：患者さんが準備から後片付けまでを行い，看護師はその様子を見守る．

セルフケアトレーニングの内容は，主に次の2点の確立を目指します．

> ①装具の交換を行う
> ②ガス・排泄物の排出を行う

このように，段階を追って進めていくセルフケアトレーニングですが，指導にあたる看護師は毎回同じとは限りません．チームの中で，セルフケアチェック表などをうまく活用して，トレーニングの進捗具合や課題を把握しながら進めていきましょう．

全てが最初から上手にできることはありません．一つひとつ繰り返すことで手技は身につきます．患者さんが前向きに臨めるように，できたことを共に喜び，伝え，一緒にサポートしていく姿勢を示しながら進めていきましょう．個人差はありますが，装具交換の手技習得はおおよそ4〜6回の訓練が必要です．

☀ 患者さんによる装具の貼り替え

装具の基本的な貼り替え方法は，看護師が行う方法と同様です．患者さん自身が装具交換を行う時に留意すべき点を以下にあげます．

・**場所の設定**

個室，処置室などトレーニングに集中でき，質疑応答がしやすい場所を設定します．

・**装具交換の準備**

患者さん自身が取り扱いやすい道具，装具を選択しておきます．例えば，ハサミが使いにくければプレカットや面板を伸ばして成形する装具を選択しておきます．

必要物品は使用しやすく，手に届く場所に患者さんが使いやすいように配置します．

・**装具交換時の姿勢**

手技の前に，まずは安定して臨める姿勢を整えましょう．面板を安定して貼付するために，ストーマ周囲の皮膚はしわがないように平面を維持しながら，視認できる状況が必要となります．

ストーマ周囲のしわや腹壁のたるみ具合，ストーマの高さ，形により貼付しやすい姿勢は個々

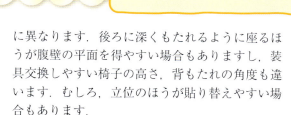

ここではセルフケアトレーニングについて解説します．

に異なります．後ろに深くもたれるように座るほうが腹壁の平面を得やすい場合もありますし，装具交換しやすい椅子の高さ，背もたれの角度も違います．むしろ，立位のほうが貼り替えやすい場合もあります．

会陰部に創部がある場合は，体圧分散力のあるクッションを敷いて痛みのないように座面を整えるなどの工夫も必要です．

立位の場合は，姿勢が安定するように後ろにもたれるなど安全に配慮しましょう．

・衣服の調整

衣服はたくし上げて洗濯バサミで止め，ストーマケアの邪魔にならないようにします．こうすることで，両手が使えるうえに衣服を気にせずストーマケアに集中できます．

そして，ストーマの下に大きめのビニール袋を挟んでおきます（**図1**）．こうすると，トレーニング中に不意に排泄物が排出しても慌てないで済みます．また，ゴミの処理もしやすくなります．

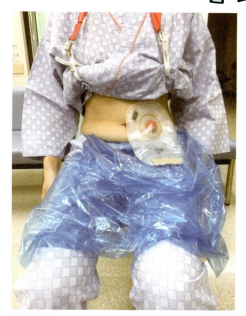

図1 ケアしやすい衣服の調整

社会復帰用の装具

社会復帰用の装具は，患者さんの日常生活において快適に排泄物を管理することに主眼が置かれています．排泄物がきちんと管理でき，皮膚を障害せず，またセルフケアを実施する際に簡便で生活上不便な状況が少ないものを選択する必要があります．下記のような条件が満たされる装具であることが望まれます．

- ・排泄物が漏れない
- ・継続的に貼付していても皮膚が障害されない
- ・貼りやすく，排泄物の排出がしやすいなど取り扱いが簡易である
- ・貼っていて不快が少なく，安心して装着できる
- ・日常生活が制限されず，経済的な負担が少ない

装具交換の時期

装具交換のトレーニングは，その手技だけでなく，定期的に交換を行う時期を判断できることも含めます．剥がした装具の裏面を見て交換時期の目安を自分で判断できることが必要です．

一般的に8mm程度の溶解・膨潤を目安にします．10mm以上なら1日早く，5mmくらいなら1日貼付期間を延ばします．ただし，回腸ストーマの場合は，排泄物の刺激が強いので，5mm程度で装具交換とします．

また，最近では装具の種類によって目安となる貼付期間が短期・長期と異なるので，その商品の特徴も加味して交換時期は検討します．

ゴミの廃棄

剥がしたストーマ袋や装具交換に使った紙類をビニール袋に入れ，汚物や臭いが漏れないように空気を抜いて口をしばり捨てます．

🌞 排泄物の排出（排出口の選択）

　装具によって，排出口はさまざまであり，患者にとって排出操作がしやすい排出口のものを選択します（**図2**）．

　排泄物が袋の口から染み出す，装具の外側や衣服に排泄物が付着する，排泄物を出すときに周囲を汚す，といったことがないようにトレーニングを行っていきます．排泄物の付着は臭気のもとになり，患者の日常生活の質に大きな影響を及ぼします．

🌞 便の廃棄方法

①便器内にトイレットペーパーを敷いておきます（**図3**）．こうすることで，はねや便器への排泄物のこびりつきを予防します．
②装具の排出口が上になるように開き，便をしぼりだして廃棄します（**図4**）．

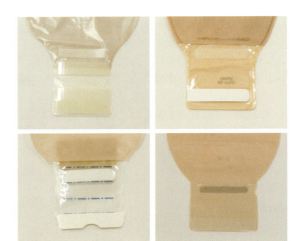

図2　さまざまな排出口

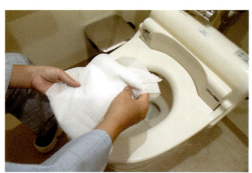

図3　便器内にトイレットペーパーを敷く

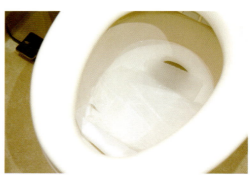

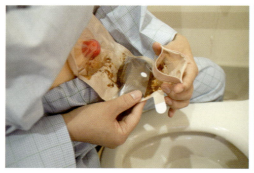

図4　便の廃棄

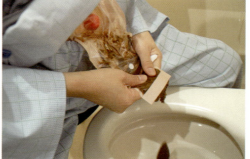

③排出口をトイレットペーパーで拭きます（**図5**）．
④排出口を閉じます（**図6**）．その際，排出口を閉じたときに便が染み出ないようにするため，排出口の折り上げ部分に便が残っていたら指でしごいて袋側に上げておきます．その後，便を流します．

退院後の環境の確認

患者さんが退院後，どのような環境で装具から排泄物を排出するかを確認しておきます．入院中は一般的なトイレでトレーニングしますが，患者さんの体形や姿勢，自宅のトイレの広さ・タイプによって，環境設定が異なるためです（**図7**）．自宅のトイレが和式ということもあります．

> 例）洋式便器に座るのか，和式便器にしゃがむのか，便器の前に椅子をおいて行うのか，立位で前かがみの姿勢で行うのかなど

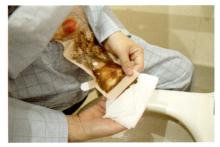
図5 排出口の拭き取り

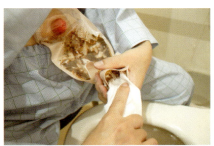
排出口の内側も拭く

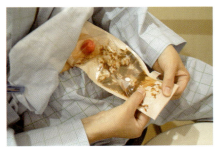

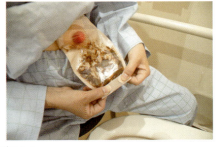
排出口の折り上げ部分に残っている便を袋側に上げておく
図6 排出口を閉じる

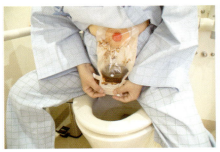
便器に座る

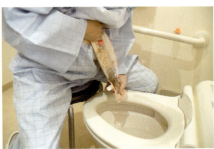
便器の前に椅子を置く

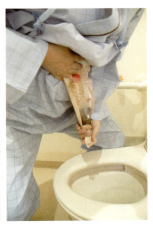
便器の前に立つ

図7 排泄物処理時の姿勢

2 ストーマケアにおけるスキンケアのポイント

★ スキンケアの実際

◉ スキンケアの重要性

ストーマ周囲の皮膚は，不潔な排泄物の付着，装具の貼付という刺激にさらされます．皮膚を清潔に保ち，保護するスキンケアを実践し，皮膚の健常性を保つ必要があります．患者自身がスキンケアの重要性を理解してセルフケアできるように，看護師は丁寧に手技を伝えていきます．

◉ ストーマ粘膜のスキンケア

ストーマは腸粘膜であり外力により傷つきやすいので，付着している排泄物を拭き取る際は，摩擦の少ない濡らした不織布ガーゼなどでやさしく拭き取ります．石鹸，洗浄剤を付けて洗浄は行いません．

◉ ストーマ周囲皮膚のスキンケア

・実施前

患者自身がストーマ周囲皮膚のスキンケアを行う際，患者はストーマを上から見下ろすことになります．そのため，ストーマの下側の皮膚を視認することができません（図1）．

結果，汚れが拭き取れていない場合や，乾燥の不十分が発生しやすいので，セルフケアトレーニングの際に説明するとよいでしょう．

皮膚の洗浄はやさしく行います．しかし，そう伝えても，その認識は患者によってさまざまです．こわごわなでるように行うと汚れは取れず，ゴシゴシ洗えば皮膚やストーマを傷つけます．

皮膚の汚れを十分に取り除き，かつ皮膚にダメージを与えない清拭方法の習得が必要です．看護師の手技を見本に力の入れ具合や拭き取り方を，時には看護師が手を添えて患者さん自身の感覚として理解できるように伝えていきます．

・清拭の方向

消化管ストーマと尿路ストーマでは，皮膚を清拭するときの方向が異なります．これは，感染予防の点から，便は雑菌が多いので外側からストーマに向かって清拭をする，尿は無菌であるのでストーマから外に向かって清拭するとよいとされているためです（図2）．どちらにせよ，皮膚に排泄物が残らないようにきれいに清拭することが重要です．

皮膚を，円を描くように清拭すると皮膚の汚れがまんべんなく取れます．

◉ ストーマ周囲皮膚の洗浄剤

最近は便利な洗浄剤が何種類も販売されています．フォーム状，スプレー式，クリーム状のタイプがあります（図3）．

どのタイプも汚れを浮かして拭き取ることで手技が完了し，洗い流し不要というものです．シンプルケアでセルフケアを実施したいときには便利です．

石鹸の使用は，より皮膚の汚れを取り除く点で優れています．この場合，泡立てて使用することと，石鹸分が皮膚に残らないように十分洗い流します．入浴時に装具交換を行う場合は，石鹸を用いて体を洗うのと同じくストーマ周囲も洗い流します．

皮膚が乾燥しがちな高齢者は，弱酸性のボディソープを選択するとよいでしょう．入浴可能な場合は，退院までにシャワー浴によるスキンケア，装具交換を体験する機会を設けます．

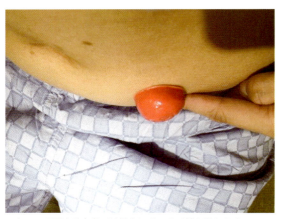

ストーマの下方は自分では見えにくいので拭き残しやすい

図1 ストーマを上から見下ろしたところ

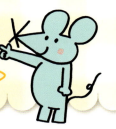

ここではストーマケアのスキンケアについて解説します．

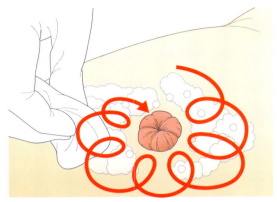 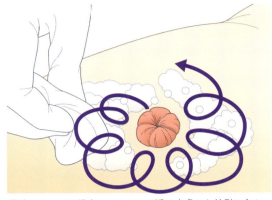

消化管ストーマの場合：ストーマから遠い皮膚からストーマに向かって清拭を行う

尿路ストーマの場合：ストーマに近い皮膚から外側に向かって清拭を行う

図2 清拭の方向

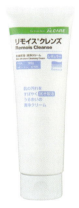 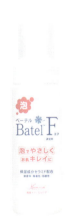 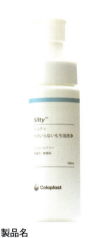 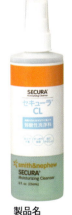

製品名
リモイス®クレンズ
（写真提供：アルケア）

製品名
ベーテル™ F
（写真提供：越屋メディカルケア）

製品名
シルティ™
水のいらないもち泡洗浄
（写真提供：コロプラスト）

製品名
セキューラCL
（写真提供：スミス・アンド・ネフュー）

図3 洗浄剤　製品例

体毛の処理

　ストーマ周囲に体毛が多い場合，面板を剥がす際に毛が引っ張られやすく，毛孔の炎症や，痛みを伴うという状況が発生します．長い体毛は2週間に1回程度，処理を行います．

はさみで短くカットする，または泡立てた石鹸をたっぷりと皮膚になじませた状態で，女性の顔に使えるような安全カミソリを用いると皮膚を傷つけずに処理ができます．脱毛クリームを用いるときは，目立たない場所で皮膚に合うか確認してから用います．

3 小児のストーマケア

★ 小児のストーマの特徴

🔆 小児のストーマを造設する疾患

　小児でストーマを造設する疾患の多くは成人とは異なります．先天性の器質的，機能的障害によるものが多くを占めます．代表的な疾患は，消化管ストーマでは，直腸肛門奇形（鎖肛），ヒルシュスプルング病および類縁疾患，総排泄腔外反（膀胱腸裂），低出生体重児の未熟性に基づく異常として新生児壊死性腸炎や特発性小腸穿孔，胎便関連性腸閉塞などがあります．尿路ストーマ（尿路変向術）では総排泄腔外反や悪性腫瘍などです．

　消化管ストーマの中では，直腸肛門奇形とヒルシュスプルング病が大半を占めます．そのため新生児期に緊急で造設される一時的ストーマが多く，そのほとんどが乳児期に閉鎖されます．また近年の超・極低出生体重児の救命例の増加とともに低出生体重児のストーマ造設が増加しています．

　腸間膜の長さが成人に比べ短いので，造設腸管に応じてストーマ位置が限定され，高さのあるストーマ造設には技術を要します．腸管壁も脆弱菲薄なためストーマの固定が不十分になりやすく，腸壁の瘻孔が生じやすいなどの問題が生じることがあります．また強い啼泣などの腹圧上昇や手術手技が原因で，ストーマ脱出の合併症が生じることがあります．

　小児の尿路ストーマは消化管ストーマと比較して造設数は少なくなります．その中でも失禁ストーマはさらに少なく，禁制のストーマが多い特徴があります（図1）．

🔆 小児のストーマの特殊性

身体的発達段階にある

　小児各期で皮膚の状態や生理機能・運動機能など大きく異なるため，局所状態が変化しやすいのが特徴です．成長発達段階に応じて，短期間でストーマケアを検討していく必要があります．

ケア主体者が成長発達に応じ変化する

　児が幼少の場合，ケア主体者はその養育者となります．養育者が適切なストーマケアが継続してできるように，局所ケアの知識・技術面への指導と支援，精神的ケア，社会的支援などの状態を把握し，継続的にフォローアップします．児の成長発達に応じ，自立への支援をおこないます．養育者の理解を得て，児に排泄に対するしつけ，セルフケア指導など導入します．児が精神的にも自立していけるように，かかわる際は十分に本人の意見を大切にします．

生活環境が変化・拡大していく

　小児期には成長発達に伴って，生活環境が家庭から集団生活へと変化・拡大していきます．児がスムーズに社会生活を送ることができるよう，成長各期に応じた準備や予測される問題への早期対応をおこないます．時には教育・福祉の関連機関との連携をとりながら多面的に支援することが必要となります．

情緒の発達していく重要な時期である

　小児期は人格形成に重要な時期です．経験する出来事が児の精神的なゆがみにつながらないように，児と家族と継続的にかかわる必要があります．

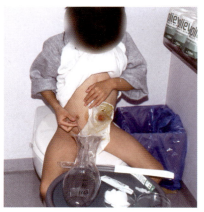

導尿を行っている様子

図1 尿禁制（導尿路）ストーマ

ここでは小児のストーマケアの特徴について解説します．

ストーマケアに関連する小児期各期の特徴

新生児期

小児のストーマの多くは新生児期に造設されます．この時期は皮膚が脆弱であり，児も的確に苦痛を訴えられないため愛護的なケアや慎重な観察など，ストーマケアに細心の注意が必要となります．児の疾患やストーマ造設に対する家族の不安は大きく，援助が必要です．

乳児期

乳児期は著しい身体的成長や機能的発達があります．身長・体重の増加に伴う腹壁の変化，離乳食開始による便性の変化，運動機能の発達に伴う行動パターンの変化などです（図1）．

情緒や情操などの精神面での発達も急速に芽生えるので，本人に与える苦痛を極力少なくする努力が必要です．動きが活発になりますが，ストーマに対する認識もないため，児の協力は得られません（図2）．また発熱の機会や発汗も多く，排ガス量も多くなります．これらのことより，家族がストーマケアに難渋する時期です．

幼児期

身体的発育は乳児期のように急激ではありません．運動機能が発達し，行動範囲が広がり自我が芽生えます．幼児期後期になると手先の巧緻性と社会性が発達し，集団生活も始まるため，セルフケア指導を開始します．

開始にあたっては，児と家族がストーマについて受容しているかを把握したうえで進めます．セルフケアは，できることや興味のあることから進め，できたことに対しては十分にほめ，児のペースに合わせて進めます．また排泄物処理後の手洗いなど，普段から排泄のマナーが身につくようなしつけをしていきます．

この時期，他児と排泄経路が違うことを認識し，家族に理由を問うことがあります．対応により，その後の児の疾患やストーマの受容に影響することがあります．家族の疾患の理解やストーマの受容を把握し，前もって対応について家族と話し合うことも必要です．

幼稚園や保育所にはセルフケアの確立前に入ることがほとんどです．基本的なストーマケアは医療行為には該当しないため，施設の関係者にストーマケアの指導をする場合もあります．

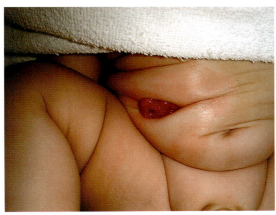

身長・体重の増加や活動性の高くなることによる腹壁の変化がありストーマケアに難渋する

図1 乳児期の腹壁の変化

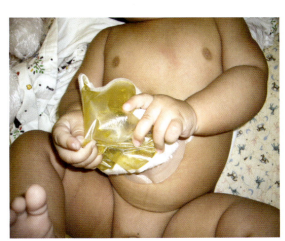

ストーマに対する認識がなく，手の届きやすい部位にあるストーマ袋やストーマを触る

図2 ストーマケアに協力を得られない乳児期の子ども

🔆 小学校

　身体的発育は乳幼児期に比べて穏やかになります．精神的にはコンプレックスを抱きやすい時期であり，学校という集団生活の場で自分と他人を比較する時期です．他児との排泄経路の違いが劣等感につながり，いじめの対象や不登校につながる可能性もあります．外来受診時に面談し，学校での様子や悩みなどがないか十分に話を聞いていく必要があります．

　学校生活をスムーズに送るためには，学校関係者に疾患の経過やストーマケアについて説明し理解と協力を得ます．活動性が高くなり，発汗の機会も多く，装具がはがれやすくなるので，確実に管理できる装具を選択し，アクシデントが起きたときは自分で対処ができるように指導します．

　小学校高学年には宿泊を伴った行事があります．旅行中のトイレの場所や装具の交換場所，クラスメートとの入浴，部屋割りなど，児が不安なく参加できるように学校側と十分に細部まで話し合い準備を整えます．参加することで仲間との思い出ができると同時に，児の大きな自信になります．

🔆 中・高等学校

　小学校と同様に，学校関係者に理解と協力を得て，サポート体制を整えます．

　児が思春期になると自己身体像への関心が高まるため，自分の疾患や治療経過に対する知識や理解の程度を確認して，わかりやすく説明します．また将来に対する希望や不安によって精神的に不安定になることもあります．児に対してはよき理解者としてかかわるとともに，患者会などの社会的支援によって同じ立場の仲間とかかわり，精神的支援を強化します．

　この時期では友人関係が最優先され，適切なストーマのケアができない場合があります．特に尿禁制ストーマでは，適切な導尿の必要性を説明し，継続していけるよう医療者の支援が大切です．

　小児の成長発達とストーマケアについて**図3**に示します．

新生児期（多くはこの時期にストーマが造設される）

児の状態
- 皮膚が脆弱
- 苦痛を的確に訴えることができない

支援内容
- 愛護的なケア
- 慎重な観察
- 家族の不安の緩和

↓

乳児期（著しい身体的成長・機能的発達がみられる）

児の状態
- 身長・体重に伴う腹壁の変化
- 離乳食開始による便性の変化
- 排ガス量の増加
- 行動パターンの変化

支援内容
- 家族への指導

↓

幼児期（自我が芽生える）

児の状態
- 運動機能が発達し行動範囲が広がる
- 集団生活が始まる
- ストーマを意識し始める

支援内容
- 児のストーマ受容に関する家族への指導
- セルフケア指導
- 保育園・幼稚園など施設の関係者へのストーマケア指導

↓

小学校

児の状態
- コンプレックスを抱きやすい
- 活動性が高まるため，ストーマ装具が剥がれやすくなる
- 宿泊を伴った行事がある

支援内容
- 児との面談を行う
- 学校内でのストーマケアとアクシデントの対処法を指導する
- 学校関係者に理解と協力を得る

↓

中・高等学校

児の状態
- 思春期を迎え，自己身体像の関心が高まる
- 精神的に不安定になりやすい

支援内容
- 児に疾患や治療経過を説明する
- セルフケア指導の継続
- 患者会などの社会的支援につなげる
- 学校関係者に理解と協力を得る

図3 小児の成長発達とストーマケア

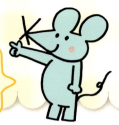

ここでは小児ストーマの術前から術後、退院後のケアについて解説します．

小児ストーマの術前・術後・退院後のケア

家族へのケア

ストーマ造設時のほとんどは，母親が出産直後で入院中なため，多くの場合、術前は父親に疾患や手術に関して説明します．父親に対しては十分な説明を行い，父親から母親の体調，また疾患や手術に関して父親が母親にどの程度説明できているか，その説明に対する母親の反応などの情報を収集します．

小児のストーマサイトマーキング

適切なストーマが造設されると，手技が容易で便漏れのないストーマケアができるため，家族の精神的，身体的，経済的負担は軽くなります．そのため，ストーマサイトマーキングは重要です．

またマーキングには術後のストーマに対する児と家族のイメージを高め，ストーマケアへの主体的介入を促す目的もあります．

小児のマーキングは小児特有の条件があり，小児の特徴に応じたマーキングを行います．小児のストーマサイトマーキングの特徴を以下に示します．

> **小児のストーマサイトマーキングの特徴**
> ・新生児では腹囲が30～35cmと小さく，かつ腹直筋の幅が狭いので，造設可能な範囲が限られる．
> ・乳児では下腹部が狭いうえ，足の動きによってさらに狭くなり，上腹部に余裕がある．下腹部に位置決めをする際にも，臍高よりやや低い位置に限られる（**図1**）．
> ・坐位のとれない新生児，乳児では，下肢を曲げて，下腹部のしわにかからない安定した面積を確保する．
> ・臍脱していない新生児では臍からの感染の危険性がある．
> ・腸管の可動性が成人に比べて乏しいため，ストーマを造設する腸管で位置が限られる．

臥位

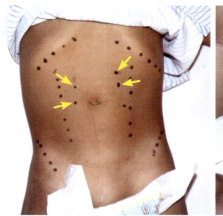

坐位

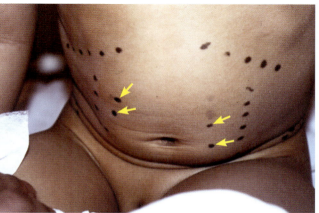

臥位では下腹部にスペースがあるが，坐位ではほとんどスペースがない

図1 小児のストーマサイトマーキングの例

術直後のケア

装具の選択

①小児のストーマ装具

小児用やこども用・ミニ・インファント・未熟児用・新生児用などの名称でストーマ装具が市販されています（図2）．成人用と比較し，ストーマ袋の容量と面板のサイズが小さくなっています．種類は少なく，500g未満の低出生体重児から成人と同様の体格になるまで対応するには不十分です．

②消化管ストーマ

多くの場合，皮膚保護剤はKG（カラヤガム）系を使用します（図3）．カラヤ主体の皮膚保護剤は静菌作用が高く粘着力が弱いために，皮膚の脆弱な小児に適しており，術後連日交換をし，直視下でストーマや周囲の皮膚の観察を行うことが可能です．

③早産児のストーマ

皮膚が非常に未熟なため，出生週数，皮膚の成熟度，排便状況を総合的に判断し，装具の使用を検討します．皮膚保護剤は米国の新生児スキンケアガイドラインにてカラヤ使用による炎症報告があるため，CPB系の粘着力の弱いもので面板と袋が小さい装具を使用します（図4）．

ストーマケアの実際

新生児から乳児期の便は水様から泥状です．術後経口栄養が開始されると，便量は増えます．また啼泣や経口哺乳により空気を飲み込むため排ガスも多くみられます．ガスで採便袋が膨らむと便漏れの原因となるので，こまめにガス抜きを行います．

装具交換

装具の交換は早期合併症の早期発見のため，直視下にストーマを観察する目的で抜糸まで，あるいは術後7日程度は短期間（1～2日ごと）に交換します．術後のストーマは浮腫があるため，面板ストーマ孔を実際のストーマの大きさより3mm程度大きく開けストーマ粘膜の損傷を予防します．

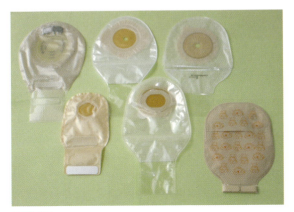

図2　小児用ストーマ装具

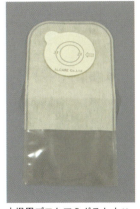
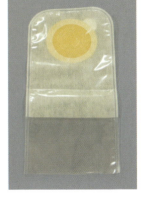

小児用プロケアⅠポストオペ

図3　小児用KG系装具

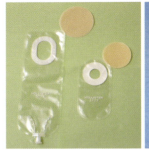
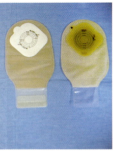

図4　早産児に使用するストーマ装具例

退院に向けたストーマケア

消化管ストーマ
①装具の選択
　術後栄養が開始されると徐々に便の量は増加し，児の活動性も増してくるため，粘着力もやや強めの皮膚保護剤CPB(S)/KPB系に変更します．皮膚保護剤や医療用テープで皮膚炎を生じることもあるため，粘着部を必要最小限にカットします．また小児は発汗が多く，ストーマ袋と皮膚の接触により皮膚炎を生じる時は綿素材のカバーを使用します（**図5**）．

②装具交換の実際
　小児は皮膚が脆弱なため，装具の剥離は剥離剤を使用し愛護的に行います．ストーマの浮腫がおさまれば，面板ストーマ孔は実際のストーマの大きさより1～2mm大きくカットします．小児は異常時に明確な訴えができないことが多いため，局所の観察目的で，装具交換間隔は短期間（2～3日）とし，5日以上空けないことが多いです．

③退院指導
　ストーマケアの技術指導は，両親の受け入れ状態を把握しながらすすめます．両親ともに育児参加できるように促し，母親だけの負担にならないよう必要に応じてその他の援助者を交えて指導を行います．入浴に関してはストーマを水につけることを危惧する両親も多いため，入院中に装具装着時，未装着時の入浴を体験できるようにします．また両親の不安を緩和するうえで，退院後の相談窓口を明確にしておきます．

尿路ストーマケア（尿禁制ストーマ）
　禁制ストーマでは腎機能の保持のため，適切な自己導尿を必要とします．術前から十分に間欠自己導尿の必要性を説明し，患児の理解を得ることが必要です．腸管利用の膀胱拡大術が行われている場合，腸粘膜が脱落し，結石や感染の原因となるため，膀胱洗浄が必要となります．回数は最低でも週1回程度とし，症例に応じて回数を設定します．

長期的ケア

ストーマ外来
　ストーマ外来は，局所ケア，セルフケアの導入，日常生活上の相談・他部門とのコーディネイトの窓口・児と家族双方へ精神的援助など，小児オストメイトと家族への多面的な支援の場としての役割を果たします（**図6**）．

患者会
　患者会は家族同士の情報交換の場であるだけでなく，児が成長発達していくなかでさまざまな問題に直面した際には，同じ立場の仲間との交流の場となり精神的に大きな支えとなります．患者会の中では医療の場とは異なる視点から，患児・家族は大きな支援を得られます．

引用・参考文献はp.152参照

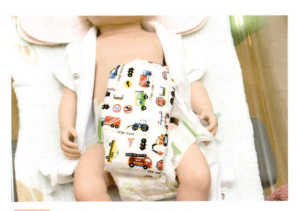

図5 手作りのストーマ装具カバー

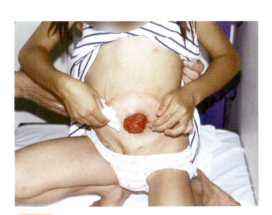

図6 ストーマ外来におけるストーマセルフケアの確認

1 ストーマ装具の種類と特徴

★ ストーマ装具の分類

現在，多種多様なストーマ装具があるため，ストーマ保有者の局所状態やライフスタイルなどを考慮して，適切に選択する必要があります．

ストーマ装具は，ストーマ袋を身体に固定するための面板と排泄物を収集するためのストーマ袋からなり，表1のように分類されます．

☀ システム（単品系装具と二品系装具）

構造としては，面板とストーマ袋が一体になった単品系装具（ワンピース装具）および面板とストーマ袋が分離し，面板を装着した後にストーマ袋をフランジ部分で嵌め合わせる二品系装具（ツーピース装具）があり，それぞれ表2のような特徴があります．

表1 ストーマ装具の分類

成分類	亜分類	仕様
システム	排泄物の種類	消化管用
		尿路用
	構造	単品系
		多／二品系
面板	面板の形状	平面型
		凸面型
	面板の構造	全面皮膚保護剤
		外周テープつき
		テーパーエッジ
	ストーマ孔	初孔
		既成孔
		自由開孔
		自在孔

成分類	亜分類	仕様
二品系接合部	フランジ構造	固定型
		浮動型
	接合方式	嵌め込み式
		ロック式
		粘着式
ストーマ袋	ストーマ袋の構造	消化管開放型
		消化管閉鎖型
		尿路系
	排出口	閉鎖具一体型
		閉鎖具分離型

（ストーマ・排泄リハビリテーション学会：ストーマ排泄リハビリテーション学用語集，第3版，p.135，金原出版，2016）

表2 単品系装具と二品系装具の長所と短所

装具の種類	長所	短所
単品系 消化器ストーマ用 センシュラ®ミオ1（写真提供：コロプラスト） 消化器ストーマ（回腸）用 イレファイン®・Dキャップフラット（写真提供：アルケア） 尿路ストーマ用 ノバ1ウロストミーX3（写真提供：ダンサック）	・ストーマ袋から面板が外れる心配がない ・フランジがないため装具の厚みが薄く，柔らかく違和感が少ない ・安価で短期間で交換できるものが多い	・ストーマ袋のみの交換ができない ・ストーマ孔を開ける時，袋を切ってしまう可能性がある
二品系 消化器ストーマ用 左 ノバライフ2リング／右 ノバライフ2オープン（写真提供：ダンサック） 尿路ストーマ用 左 センシュラ®ミオ2プレート／右 センシュラ®ミオ2ウロ（写真提供：コロプラスト）	・面板を貼付したまま袋の向きやTPOに合わせて袋を変えることができる ・面板を貼りかえることなく，処置ができる ・面板のカットがしやすい ・直接ストーマを見ることができるため，面板を添付しやすい ・貼付する袋を自由に選びやすい	・面板からストーマ袋がはずれる心配がある ・フランジがある分，装具自体に厚みができる ・中長期に使用するように作られているため，毎日の装具交換には向かない

（秋山紀美子：ストーマ装具の種類・特徴と分類．ストーマ装具選択ガイドブック適切な装具の使い方（穴澤貞夫ほか編），p.22-27，金原出版，2012 をもとに作成）

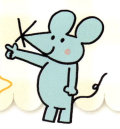

ここではストーマ装具について解説します．

★ ストーマ装具の各部の特徴

面板

面板には平面型と凸面型があります（**図1**）．平面型は面板が平らになっており，皮膚を圧迫しないため，違和感が少ないものが多く，ストーマに高さがあり，ストーマ周囲にしわやなどの問題がない場合は平面型の面板を選択します[1]．

一方，凸面型は凸型嵌め込み具（コンベックスインサート）が内蔵されており，ストーマの高さがない場合やストーマ周囲にしわやくぼみがある場合に，ストーマ周囲を圧迫して密着性を高める面板です．凸面型面板は，形状や硬さなどがさまざまであり，ストーマ保有者のストーマの局所状態や活動状況に応じて適切な面板を選択する必要があります．

二品系接合部

二品系装具には面板とストーマ袋を接合するために輪状縁のフランジがあり，この構造としては固定型と浮動型の2種類があります（**図2**）．固定型フランジは嵌め合わせる際には腹部を圧迫する必要がありますが，浮動型フランジは腹部を圧迫しなくてもストーマ袋を嵌め合わせることができるため，凹凸のある腹部や柔らかい腹部に使用しやすい構造になっています[1]．

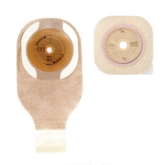
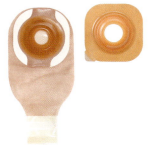

平面型面板
左：モデルマフレックスFWロックンロール
右：ニューイメージSFF
（写真提供：ホリスター）

凸面型面板
左：モデルマフレックスFW凸面ロックンロール
右：ニューイメージFWF
（写真提供：ホリスター）

図1 平面型面板と凸面型面板

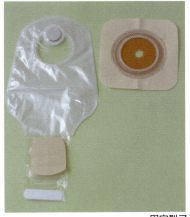
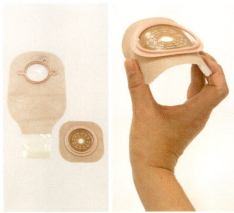

固定型フランジ　　　　　　　　浮動型フランジ

図2 フランジの形状（固定型と浮動型）

ストーマ袋

消化器のストーマ袋には，開放型と閉鎖型があります．開放型にはクリップなどの排出口閉鎖具が必要な閉鎖具分離型と閉鎖具がストーマ袋に付帯されている閉鎖具一体型とがあります（**図3**）．

また，ガス抜き・脱臭フィルターが内蔵されているものがあります．さらに，回腸ストーマ用として排出口がキャップ式になっているものもあります．

尿路ストーマ装具は排出口がキャップ式やコック式になっており，尿が排出しやすい構造になっています[2]．

皮膚保護剤

皮膚保護剤は「排泄・分泌物の皮膚接触を防止し，皮膚を生理的状態に保つ作用がある吸水性粘着剤」[3]と定義されています．皮膚保護剤の耐久性にはメーカーによる横断的な取り決めはありませんが，短期，中期，長期に分類され，おおよそ短期は2日未満，中期は2日以上4日未満，長期は4日以上とされています[4]．

また，皮膚保護剤は形状により固形・用手成形・練状・粉状に分類され，面板は固形の板状皮膚保護剤に分類されます．用手成形皮膚保護剤は手で自由に成形でき，しわやくぼみに合わせて使うことができます．粉状皮膚保護剤は水分を含むとゼリー状になる性質をもち，ストーマと面板の隙間に充填したり，びらん部に散布して保護するために使用します[3]（**図4**）．

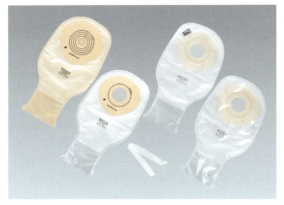

閉鎖具分離型
製品名 ユーケアー®・D
（写真提供：アルケア）

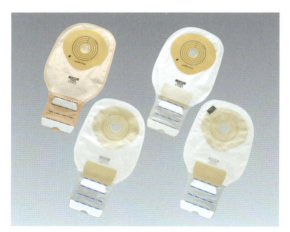

閉鎖具一体型
製品名 ユーケアー®・TD
（写真提供：アルケア）

図3 ストーマ袋（消化器ストーマ用）

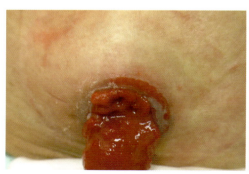 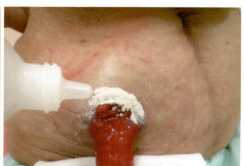

図4 粉状皮膚保護剤によるびらん部の保護

2 ストーマのアセスメントと装具選択

ここではストーマ装具の選択に必要なアセスメントの方法を説明していきます．

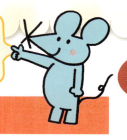

✱ ストーマ局所状況のアセスメント

排泄物が漏れることなく，皮膚障害を発生させないためには，どのような体位をとっても，装具をストーマ周囲にしっかりと密着させる必要があります．局所状況に応じた装具を選択するためには，ストーマやストーマ周囲の局所状況を適切にアセスメントすることが重要です．

ストーマ装具選択に必要なアセスメント項目を表1にまとめました．

☀ ストーマの高さ

ストーマの高さが10〜15mm程度であれば，排泄物が直接ストーマ袋に落ちやすいため，排泄物が漏れにくいのですが，ストーマの排泄孔が低い場合や，皮膚より陥没している場合は，面板貼付面に排泄物がもぐり込みやすく，漏れの原因になります[4]（図1）．

☀ ストーマ周囲の腹壁の硬さ

ストーマ周囲の腹壁の硬さは面板貼付面の安定性に影響します．硬い腹壁の場合，硬い面板はストーマ周囲皮膚になじまず，面板が浮き上がりやすくなり，柔らかい腹壁に柔らかい面板を貼付すると，貼付部が安定せずに面板が剥がれやすくなります．ストーマ周囲が平坦であれば，面板貼付面の安定性は得られますが，ストーマ周囲の皮膚が陥凹していると，その部分に排泄物がもぐり込み，漏れや皮膚障害の発生につながります（図2）．

☀ ストーマ周囲

また，ストーマ周囲にしわがあると，しわに沿って排泄物が流れ込み，面板の密着性を著しく低下させます（図3）．さらに，排泄物の性状が固形であれば，皮膚保護剤を溶解させずに，皮膚にも付着しにくいため，ストーマ装具から漏れにくく，皮膚障害の発生も防止できますが，水様性の便の場合，皮膚保護剤が溶解しやすく，排泄物が皮膚と粘着面の隙間に入り込むため，装具からの漏れに影響します[5]．ストーマの形状やストーマ周囲の皮膚の状況は体位により変化しますので，仰臥位，坐位，前屈位などの体位で局所状況を観察し，アセスメントをすることが重要です．

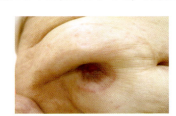

図1 ストーマの排泄孔の陥没例

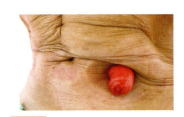

図2 ストーマ周囲の陥凹

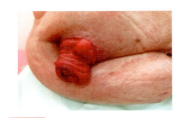

図3 ストーマ周囲のしわ

表1 ストーマ装具選択に必要なアセスメント

	アセスメント項目
ストーマ	ストーマの形状：正円　非正円
	ストーマのサイズ：縦径　横径
	ストーマの高さ：突出型　非突出型
ストーマ周囲	ストーマ周囲の状況：手術創　瘢痕　骨突出　局所的膨隆の有無
	腹壁の硬さ：硬い　普通　柔らかい
	ストーマ周囲の平坦度：山型　平坦　陥凹
	ストーマ周囲のしわ：浅い　深い
体位	体位による変化：仰臥位　坐位　前屈位
排泄物	排泄物の性状：固形　水様

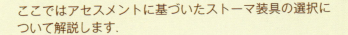
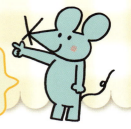

ここではアセスメントに基づいたストーマ装具の選択について解説します．

★ ストーマ装具選択のポイント

ストーマの局所状況をアセスメントしたうえで，その状況に応じたストーマ装具を選択します．選択する装具のポイントを表1にまとめました．

ストーマ装具を選択する際には局所状況だけではなく，患者さんの手指の運動機能や視力の程度，理解力の程度なども考慮する必要があります．また，患者さんの経済状態や好み・使用感なども重要な装具選択の要件となります．

表1 ストーマ局所状況と選択する装具

局所の状況		選択する装具・アクセサリー
ストーマの形状	正円	既成孔の面板を使用する
	非正円	はさみを使用する自由開孔または自在孔の面板を使用する
ストーマの高さ	突出型	平面型の面板を使用する
	非突出型	凸面型の面板を使用する
ストーマに腹壁が覆いかぶさる		硬い面板を使用する
		ベルトを使用する
ストーマ周囲に陥凹がある（図1）		凸面型の面板を使用する
		陥凹部分に板状皮膚保護剤や用手成形皮膚保護剤を貼付し，補整する
ストーマ周囲にしわがある（図2）		硬い面板を使用する
		凸面型の面板を使用する
		しわのある部位に板状皮膚保護剤や用手成形皮膚保護剤を貼付し，しわを補整する
		ベルトを使用する
排泄物：水様便・尿		耐久性が中長期または長期の皮膚保護剤を使用する

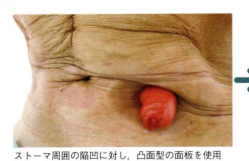
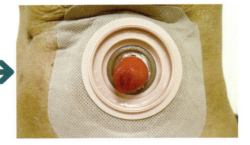

ストーマ周囲の陥凹に対し，凸面型の面板を使用

図1 ストーマ周囲に陥凹がある場合

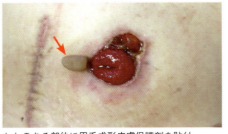
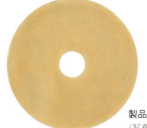

しわのある部位に用手成形皮膚保護剤を貼付

図2 ストーマ周囲のしわ

製品名：アダプト皮膚保護シール
（写真提供：ホリスター）

引用・参考文献はp.152参照

1 セルフケア支援（食事，生活指導）

ここではストーマ患者の食事指導，生活指導について解説します．

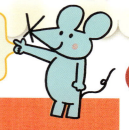

★ 食生活の支援

◎ 食事の影響

わたしたち看護師は患者さんやその家族に対し，ストーマを保有した退院後の生活において，さまざまな問題に対応できるように，そしてその人らしい生活が安心して送れるように支援していく必要があります．

食事に関しては，ストーマを造設したことにより，制限されることは基本的にはありません．しかし，食べたものよって，排泄物の臭い，便の性状，ガスの発生に影響を受けるため，患者さんや家族が気にするようであれば，日頃からガスを発生させやすい，また臭いを強くする食品の摂取を控えたり，ガスの発生や臭いを抑える食品を摂るようにします（表1）．

また，食物繊維を多く含む食品は消化が悪く，ストーマに詰まること（フードブロッケージ）があります．よく咀嚼するか，あらかじめ刻んでおくなど調理を工夫することが予防につながります．

その他，食事に関する注意点を表2に示します．

◎ 既往歴がある場合

糖尿病や腎臓病，心疾患などの既往歴があれば，食事や水分摂取量の制限を医師から指示されている場合があります．患者さんや家族が過去に受けた食事指導の内容を確認しておき，その内容をふまえて食事指導を行うことが重要です．

表1 ストーマからの排泄に影響する食品

ストーマにつまりやすい食品	海藻類，貝類，きのこ類，こんにゃく，ごぼう，たけのこ，キャベツ，とうもろこし，チーズ，玄米，繊維の多い果物など
便が固くなりやすい食品	米飯，パンなど
ガスを発生させやすい食品	いも類，豆類，きのこ類，ビール，炭酸飲料など
ガスの発生を抑える食品	ヨーグルト，乳酸飲料など
便や尿，ガスの臭いを強くする食品	ねぎ類，にんにく，にら，豆類，肉類，カニ・エビ類，チーズなど
便や尿の臭いを抑える食品	レモン，パセリなど

表2 食事に関する注意点

- よく噛んでゆっくりと食べる．
- 栄養バランスのよい食事を心がける．
- 便秘や下痢にならないよう，運動や十分な水分摂取を行う．
- イレオストミーの場合は，脱水予防のため，水分補給を心がける．
- 消化しにくい食物はあらかじめ刻んだり，裏ごしをしたりするなど調理を工夫する．
- 糖尿病や腎疾患などの既往歴があり，ストーマ造設前より指示されていた食事指導は継続する．

フードブロッケージについて

フードブロッケージが起こると，腹部膨満やストーマの膨張，けいれんや痛み，水様便がみられることがあります．フードブロッケージが起きた場合には，すみやかに医療機関を受診するように指導します．

生活指導

入浴・シャワー浴について

ストーマ装具が剥がれる不安から，患者さんが自ら入浴やシャワー浴を制限してしまう場合もあります．退院後の入浴やシャワー浴をイメージできるように，脱衣所やストーマ装具の交換場所などを確認しながら実際に指導します．

ストーマ袋の脱臭フィルターは，濡れると目詰まりするものもあるため，入浴・シャワー浴前にフィルター専用の防水用シールを貼付します（図1）．

ストーマ装具を外して入浴することも可能ですが，入浴中にストーマから排泄することがあります．結腸ストーマであれば，排泄パターンに合わせて，排泄がない時間帯に，ストーマ装具を外して入浴することが可能です．

・銭湯や温泉などでの入浴

入浴用の装具に変更したり，ストーマ袋をおりたたんで小さくしたり，防水用シートを使用したりすることで，ストーマ袋を目立たなくすることができます（図2）．他の利用客と一緒に入浴することに抵抗がある場合は，施設に家族風呂のような貸し切りの浴室の有無を事前に確認しておきます．

また，施設によっては，ストーマ保有者は入浴できなかったり，利用時間が制限されたりすることもあるため，あらかじめ利用可能か確認しておくことが必要です．

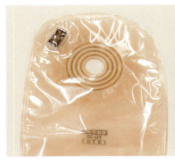
アルケア　セルケア®1・TD

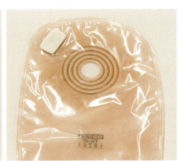
フィルター専用の防水用のシールを貼付

図1 脱臭フィルターの例

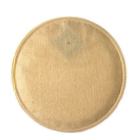
製品名：ノバ1ミニキャップ
（写真提供ダンサック）

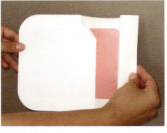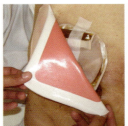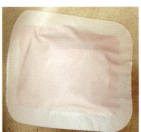
使用方法：ストーマ袋を小さく折りたたみ，テープで固定し，入浴シートを貼付する
製品名：ピースケア

図2 入浴用の装具の例

オストメイト用トイレの利用

ストーマ保有者がストーマ袋からの排泄物の処理やストーマ袋や装具の交換などが行えるオストメイト対応トイレがあります（図3）．オストメイト用トイレにはオストメイトマーク（図4）が表示されています．

このようなオストメイト用トイレの設置場所を外出や旅行の前に確認しておくことで，排泄物の処理やストーマ装具の漏れに対応することができます．温水シャワーがあるとストーマ装具の交換に便利です．

オストメイト用トイレの設置場所は，インターネットで検索することが可能です（図5）．

外出時や旅行先のストーマ装具の漏れ対策

外出や旅行先で不意にストーマ装具が漏れたとしても，あわてずに対応でき安心して出かけることができるように，オストメイト用トイレの場所の確認とストーマ装具の交換用物品を最小限携帯しておく必要があります．男性用トイレには，汚物処理用のごみ箱がないため，オストメイト用トイレを使用することが望ましいといえます．

尿路ストーマの場合は蓄尿袋（レッグバッグ）を使用することで，ストーマ袋に尿が溢れて漏れることを予防できます（図6）．

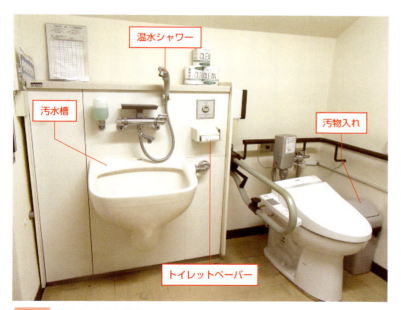

図3 オストメイト用トイレ

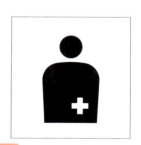

図4 オストメイトマーク
（画像提供：公益財団法人交通エコロジー・モビリティ財団）

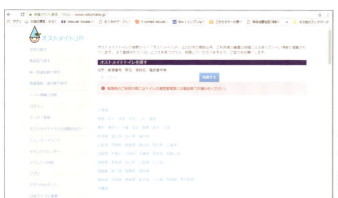

図5 オストメイトJP

オストメイトJP
http://www.ostomate.jp/
携帯オストメイトJP
http://m.ostomate.jp/
スマートフォン用のアプリもある

携帯する交換物品は，袋などにまとめておくと外出先で交換する時に便利です（**図7**）．皮膚保護剤は気温や室温が高いと熱によって面板の変形や粘着力の低下などの影響を受けます．車中の保管や気温の高い夏の時期は，直射日光を避けて，涼しい場所に保管しておきます．

　飛行機を利用する場合は，機内にハサミは持ち込めないため，交換用のストーマ装具の面板はあらかじめストーマサイズにカットしたもの，またはプレカットのものを利用して手荷物にします．気圧の変化によりストーマ袋が膨らむことがあるため，搭乗する前にストーマ袋内の排泄物を破棄しておいたり，ガス抜きフィルター付きのストーマ袋を使用します．

ストーマ装具の処理について

　使用後のストーマ装具は，自治体から指定されているごみの可燃・不燃の分別に従って処理をします．ストーマ袋内の排泄物をトイレで処理した後は，紙類に包みポリ袋やジッパー付きの袋などに入れてしっかりと封をすることで，臭いや排泄物の漏れの対策となります．排泄物の処理が不十分であると，ゴミ回収作業中に排泄物の汚染を受ける場合も考えられるため，ストーマ装具の処理について具体的に指導する必要があります．

服装について

　ストーマの位置やストーマ袋の大きさによって，スカートやズボンのベルトで圧迫する場合があり，着衣はウエストの位置やウエストサイズ，サスペンダーの使用などを考慮する必要があります．

　また，衣服からストーマ袋が透けて見えないようにする場合は，濃い色のシャツやブラウスを選択することや目立たない不織布が使用されている

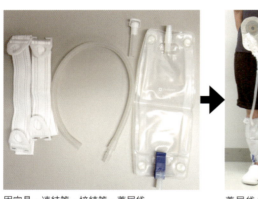
固定具・連結管・接続管・蓄尿袋

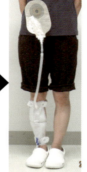
蓄尿袋を下腿に装着した一例

図6 尿路ストーマの蓄尿袋（レッグバッグ）

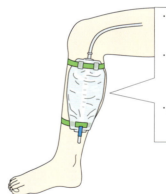

- ストーマ袋とつなげることで蓄尿量を増やすことができる．
- 装着か所が足なので，ストーマ装具貼付部への負担を減らすことができる．
- 皮膚装着面に，不織布を使用しているタイプもある．

（落合慈之監：腎・泌尿器疾患ビジュアルブック，第2版，P.366，学研メディカル秀潤社，2017）

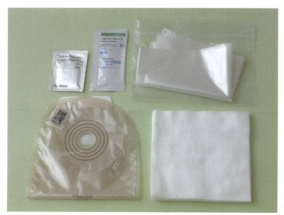

図7 ストーマ装具交換物品　携帯用一例
使用装具，不織布，剥離剤，拭き取り式の清浄クリーム，ポリ袋（ゴミや剥離した装具を入れる）

ストーマ袋を選択する方法もあります．

睡眠について

就寝前にストーマ袋内の排泄物を破棄しておくことで，排泄物の貯留による漏れを予防できます．尿路ストーマの場合は，蓄尿袋や閉鎖式蓄尿バックを使用することで，ストーマ袋に尿が溢れて漏れることを予防でき，夜間にストーマ袋内の尿を破棄する必要もなくなります．

職場復帰について

全身状態の回復や治療内容と仕事内容や職場の対応などに応じて医師と相談のうえ，職場復帰を調整します．職場にストーマを保有している情報を伝えたい人がいるかを患者さん本人に確認します．職場に相談者がいれば，精神的支援を得ることができます．

入院中からストーマを保有した状態での職場の生活を想定し，排泄物の処理や不意な排泄物の漏れなど起こりうる問題とその対策を具体的にしていきます．また，ストーマ保有者による患者会があり，参加することによって，日常生活や職場復帰などの情報交換を行うことができることを説明します．

性生活について

手術後の身体面や精神面の回復によって性生活は可能となります．骨盤内臓器手術後は，性機能障害として男性は勃起機能障害や射精機能障害，女性では外陰部の知覚障害や性交痛などがあります．

性生活に関する説明は非常にデリケートな内容のため，患者さんと医療者間の信頼関係が重要です．指導や症状の確認は，患者さんと同性の看護師のほうが患者さんにとって話しやすい場合があります．

ストーマ造設後の妊娠や出産は可能です．しかし，退院後の治療内容や疾患によっては妊娠や出産を検討しないといけない場合があるため，患者さんから相談を受けた場合は医師に確認する必要があります．

ストーマ装具などの管理

退院後，数か月は，ストーマのサイズや体重の変化に伴う腹壁の変化などから，入院期間中に決定した社会復帰用のストーマ装具やアクセサリーが変更となる場合があります．

ストーマ外来による定期的なフォローを受ける場合は，受診日に合わせて必要数を購入するように説明します．箱単位で購入数を説明するときには1箱の入数を確認します．ストーマサイズや体重が安定しているようであれば，数か月単位でまとめて購入できることを説明します．多くの製品の箱には使用期限が表示されています．購入時に使用期限を確認し，期限内に使用することを説明します．

ストーマ装具に使われている皮膚保護剤は，温度や湿度によって溶解やひび割れが生じたり，粘着力が低下しやすいため，直射日光が当たらない場所に保管します．高温多湿の場所，冷蔵庫や保冷庫などには保管しないように説明します．

災害時の備え

災害は予測できないため，普段から災害時に備えておく必要があります．ストーマ装具や交換に必要な物品が入手困難となることを予測して1か月分程度を目安に備えておきます．また，ストーマサイズや使用している装具，アクセサリー類，交換時の使用物品などの製品名や製品番号を控えておき，避難用物品にまとめておくと，避難所でストーマ装具や物品を提供される場合に役立ちます．

避難場所では，ストーマ装具の交換を行う水や微温湯の確保は非常に難しいため，ストーマ装具だけではなく，洗い流し不要の洗浄剤を避難用持ち出し袋の中に入れておきます．

使用しているストーマ装具が避難場所に確実に届けられる保証はないため，閉鎖式のストーマ袋を使用している場合は開放型のストーマ袋も準備しておきます．使用期限があるストーマ装具やアクセサリーなどは日付を確認しておき，年に数回，避難用の装具を入れ替えるようにしておきます．

主な患者会

公益社団法人　オストミー協会
http://www.joa-net.org/
ブーケの会（若い女性オストメイトの会）
http://www.bouquet-v.com/

引用・参考文献はp.152を参照

2 社会資源の利用

ここではストーマ保有者が利用できる社会制度について解説します．

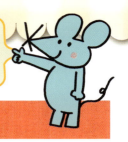

★ ストーマ保有者が利用できる社会制度

社会資源とは生活するうえで起こるさまざまな問題の解決を担う福祉制度や施設などのこと[1]）をいいます．ここでは，ストーマ保有者が利用する主な社会資源である，身体障害者制度の認定，障害年金や介護保険などについて説明します．

これらの制度は申請や手続きなどが複雑であるため，看護師には，社会福祉士などと連携し，適切な情報提供を行っていくことが求められます．

身体障害者制度

ストーマ保有者は，身体障害者福祉法による障害等級＊に該当する場合，身体障害者の申請ができます．永久的ストーマ造設者は，造設部位にかかわらず内部障害である「ぼうこう・直腸機能障害」の認定（4級）を受けることができます．申請は，ストーマ造設を受けたその日から可能です．

一時的ストーマは，基本的には身体障害者福祉法の適応外ですが，ストーマ閉鎖時期が未定など場合によって認定対象となることがあります．

身体障害者手帳の交付の流れ

身体障害者手帳申請期間中のストーマ装具代は自己負担となります．患者さんの金銭的負担を軽減するため，できるだけ早く手続きを進めます（図1）．永久ストーマの造設が決定している場合は，入院前に必要書類や写真などの準備を進めておきます．

市区町村役所の福祉課窓口または福祉事務所
申請書と身体障害者診断書・意見書（ぼうこう・直腸機能障害用）をもらう．

↓

医療機関
膀胱直腸障害の指定医に身体障害者診断書・意見書を記入してもらう．

↓

市区町村役所の福祉課窓口または福祉事務所
身体障害者手帳交付申請書と身体障害者診断書・意見書，写真（縦4cm×横3cm）を提出．

↓

審査・交付
（30〜60日後※市区町村により異なる）

図1 身体障害者手帳交付の流れ

用語解説

＊**身体障害者福祉法による障害等級**
身体障害者福祉法による障害等級については，身体障害者程度等級表（身体障害者福祉法施行規則表第5号）参照

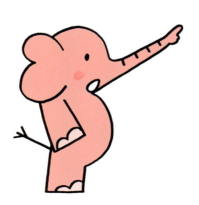

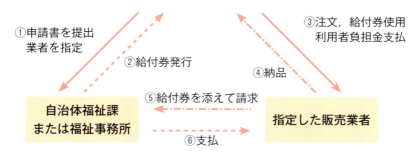

図2 ストーマ装具給付の流れ

①申請には，身体障害者手帳，確定申告の控えなどの収入証明，印鑑を持参する．また，あらかじめ指定する販売業者に見積を依頼しておく．
②見積書は，業者が直接自治体に提出する場合と，本人が業者から受け取って提出する場合があるため自治体の窓口で提出方法を確認しておく．
③装具購入の際は，給付券を渡し規定の利用者負担金を支払う．
（負担金額は自治体によって0～17%，世帯の所得に応じてなどかなり異なる．給付券に金額が明記されているので確認する）

（日本ストーマ・排泄リハビリテーション学会，日本大腸肛門病学会編：消化管ストーマ造設の手引き．文光堂，2014）

日常生活用具（ストーマ装具）の給付の流れ

身体障害者手帳が交付されたら，ストーマ装具の給付申請を行います（**図2**）．

市区町村により異なりますが，一般的に月額の助成金額は，消化管ストーマ8,600円，尿路ストーマ11,300円が基本です．給付までに自己負担した装具費用や給付券が上限を超えた場合には，自己負担となりますが，医療費控除の対象となるため，確定申告まで領収書は大切に保管しておくよう患者や家族へ説明します．

傷病手当金

傷病により，連続して3日以内休職した場合，4日目以降の給与保障が受けられます．健康保険加入者のみの制度で，国民健康保険加入者には適用されませんので，自営業や専業主婦の方には適応はありません．

障害年金

65歳に達していない障害者のための所得保障です．障害基礎年金，障害厚生年金，障害共済年金があり，これらの年金には各等級があります．

介護保険制度

ストーマがあり，常時介護が必要と見込まれる場合に申請が可能です．

近年，ストーマを造設する患者さんの背景は，高齢化，独居やキーパーソンの不在，認知能力の問題など多様化しています．加えて，在院日数の短期化によりストーマセルフケアが確立していないまま退院となるケースがあり，退院後に訪問看護や介護ヘルパーの介入などが必要になることがあります．その際，介護保険の認定が間に合わない，または認定がおりないケースでは，医療保険による訪問介護を利用することが可能です．

社会資源を利用するには，さまざまな手続きや関連部署とのやり取りが必要になります．看護師は，関連部署と適切な情報の提供や共有ができるように調整を行います．

引用・参考文献はp.152を参照

3 退院指導時のポイント

ここでは患者さんの日常生活への復帰に大切な退院指導について解説します．

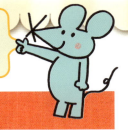

✿ 情報収集とアセスメント

情報収集

ストーマ造設患者にはセルフケア指導は必須です．しかし，手術後の身体的苦痛が強い時期やストーマ造設という自分自身の身体変化にショックを受け精神的に不安定な時期に，セルフケア指導を行うことは困難です．そのため，患者さんの身体的，精神的な状態を見極めて看護師は患者さんへの指導を開始します．

セルフケア指導は，術前に患者さんの情報収集を行うことから始まります．術後，セルフケア指導を開始するタイミングは，手術後の疼痛が緩和され，体力が回復してきたころが一般的で，当院では，坐位や立位が可能となり食事摂取が開始される術後2日目に初回の装具交換の指導を行います．その際，ストーマに対する患者さんの精神面に配慮し，ストーマを見ることができる，触れることができるということから徐々に指導を進めています．

患者さんの高齢化，独居やキーパーソンの不在，認知能力の問題など患者さんの背景は多様化しています．そのため，患者さんのストーマケア手技の習得状況や社会的な背景を確認し，必要に応じて訪問看護やデイサービス，介護ヘルパーなど社会資源の利用を検討します．

これらの社会資源を利用するには事前の調整が必要であり，退院直前の調整では準備が整わないことがあります．また，ストーマ造設術を受けることが決定した時点から患者さんの情報収集（表1）を開始するためには，外来看護師と病棟看護師が連携を図ることが望ましいです．

効果的な情報収集のタイミング

術前オリエンテーション，ストーマオリエンテーション，ストーマサイトマーキング時，ストーマ装具交換時，ストーマ袋内の排泄物の処理時，清潔ケア時，家族の面会時，清潔ケア時などがストーマケアに関する内容を話しやすく，情報を収集するのに効果的なタイミングです．

またその際，患者さんの表情や言動をよく観察し，疾患やストーマに対する思い，身体的な回復状況などをアセスメントします．

社会資源を利用する場合のポイント

患者のストーマケア手技の習得状況や社会的な背景を考慮し，利用できる社会資源は何かを社会福祉士や担当のケアマネジャーなどに確認しておくことが必要です．そのため，看護師は関連部署との連携を図り，患者さんが退院したその日から安心して生活できるように調整を行います．

表1 情報収集のポイント

情報	ポイント
基本情報	年齢，性別，学歴，職業
家族，生活環境	家族・キーパーソンなど支援者の有無と関係性 トイレやお風呂の環境
身体面	視力，聴力，手指巧緻性 運動機能障害（麻痺やしびれ）の有無，ADL 皮膚の状態，腹壁の状態，体重の増減
心理・精神面	記憶力，理解力 疾患やストーマの受け入れ状況 宗教
社会面	経済的状況 社会的役割
既往歴や原疾患，今後の治療	既往歴，認知症の有無 原疾患と（予定）術式 予後と今後の治療予定（放射線療法や化学療法）
退院後の生活について	退院後の装具交換，排泄物の処理を誰が行うのか 退院後の生活環境（自宅や施設，転院先）

★ 退院指導を効果的に進めるためのポイント

環境の調整

　ストーマを造設したことを知られたくない患者さんは少なくありません．そのため，ストーマに関することを患者さんへ説明する際は，周囲の環境や声の大きさなどに配慮する必要があります．

・ゆっくり話を聞くために，プライバシーが保てる静かな空間を確保します．
・前もって患者，家族と時間の調整を行います．そして，ナースコールなどで中座しないよう業務内容を調整します．
・看護師と患者の座る位置関係は，リラックスしてコミュニケーションが図りやすい90度斜めの場所にします（p.17，図3参照）．

パンフレットの活用

　パンフレットの使用は，視覚的に訴えることや自宅で振り返りできることから，口頭での説明より効果的です．また，看護師間の指導内容のばらつきを防ぐことも可能です（**図1**）．

　患者さんの視力や理解力に合わせて，パンフレットの文字の大きさや内容を工夫します．

　医療用語は可能な限り使用せず，わかりやすい言葉で説明します．

引用・参考文献はp.152を参照

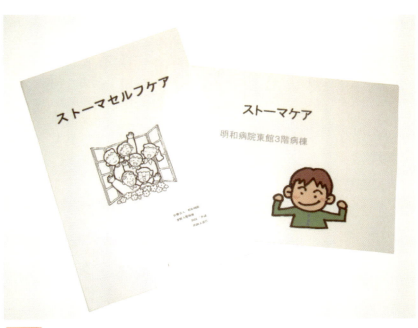

図1　パンフレットの一例

4 抗がん薬使用中の患者のストーマケア

ここではストーマ造設後の抗がん薬治療とケアについて解説します．

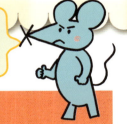

★ ストーマにおける抗がん薬治療

抗がん薬治療中の支援

ストーマ保有者（オストメイト）に行われる抗がん薬治療は，術後の補助療法として再発予防を目的とする場合と，再発あるいは姑息的にストーマを造設したあと転移や残存する腫瘍の縮小を目的とする場合があります（**表1**）．

抗がん薬治療が術後に予測される，あるいは実施が決まっている場合は，手術時から抗がん薬治療を受けることを考慮した援助が必要です．

さらに，抗がん薬治療を受けている期間はさまざまな副作用に留意しながらストーマケアを行っていく必要があります．

化学療法は，ここ数年で大きく進歩し生存期間の延長が可能となりました．しかし一方で副作用があり，これらの副作用とうまく付き合えるよう，日常生活での工夫も必要となります．患者さんとともに抗がん薬の投与スケジュールに合わせて，ストーマ装具を交換するタイミングを考えられるように支援する必要があります．

表1 大腸がんにおける主な化学療法

強力な治療が適応となる患者
FOLFOX（5FU＋LV＋オキサリプラチン）＋Bmab（アバスチン）
CapeOX（カペシタビン＋オキサリプラチン）＋Bmab（アバスチン）
FOLFIRI（5FU＋LV＋イリノテカン）＋Bmab（アバスチン）
FOLFOX＋Cmab（セツキシマブ）／Pmab（パニツムマブ）
FOLFIRI＋Cmab（セツキシマブ）／Pmab（パニツムマブ）
FOLFOXIRI（5FU＋LV＋オキサリプラチン＋イリノテカン）
Infusion 5-FU＋LV＋Bmab
Cape（カペシタビン）＋Bmab
UFT＋LV
強力な治療が適応とならない患者
Infusion 5-FU＋LV＋Bmab
Cape（カペシタビン）＋Bmab
UFT＋LV

（落合慈之：監：消化器疾患ビジュアルブック，第2版．学研メディカル秀潤社，p.175，2014）

ストーマケアに影響を及ぼす副作用とケアのポイント

①下痢

抗がん薬による下痢は，発生機序により投与後24時間以内に生じるコリン作動性下痢と投与後24時間以降に生じる粘膜曝露障害による下痢に大別されます[1]．また白血球減少時の腸管感染により下痢が生じる場合もあるため下痢の発症時期と抗がん薬投与日数との関連をアセスメントする必要があります．

下痢をすると皮膚保護剤の膨潤が通常より早くなるため皮膚に便汁が付着しやすくなります．そのため，ふだんより早めにストーマ装具交換を行うことを勧めます．

粘着性の強い「中・長期型」の装具を使用している場合には，短期間で交換することにより，皮膚保護剤貼付部に剥離刺激による皮膚障害の危険があるため注意が必要です．

抗がん薬による下痢は，次回投与時も同時期に生じることが多いため，抗がん薬投与前からストーマ周囲の皮膚を保護しておくことが望ましいです．

②末梢神経障害

末梢神経障害は，神経細胞への直接的障害，神経細胞の軸索や髄鞘の障害によって生じるといわれています[2]．末梢神経障害は蓄積毒性によって生じることが多く，投与回数を重ねるごとに症状が悪化します．

一般的に抗がん薬の減量や中止によって症状は軽減しますが，なかには治らない場合もあります[3]．症状の軽減や消失までに時間を要することも多く，抗がん薬終了後も症状が残存することもあります．ハサミが使いにくい，面板が剥がしにくい，排泄

口の操作が行いにくいなどの巧緻動作が制限されます．そのため，面板のカットや排泄口の取り扱いができているかを確認します．場合によってはより取り扱いがしやすい装具への変更が必要となります．

③手足症候群，ざ瘡様皮疹，爪囲炎

手足症候群（図1），ざ瘡様皮疹，爪囲炎（図2）などの皮膚障害の場合は，症状が悪化すると指先に痛みが生じ巧緻性が制限されます．ざ瘡様皮疹は顔面，頭部，頸部，胸部，背部に生じやすく[4]，ストーマ周囲に起こる皮膚障害の場合，剥離刺激による膿痂疹とざ瘡様皮疹の鑑別を皮膚科医に依頼することもあります．

④創傷治癒遅延

分子標的薬の血管新生阻害薬には創傷治癒遅延や血栓形成，消化管穿孔などの副作用があります[5]．

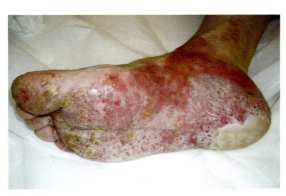

図1 手足症候群

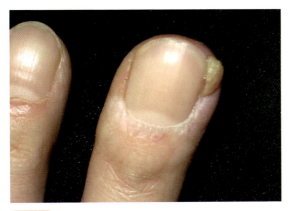

図2 爪囲炎

患者さんがストーマ周囲の痛みを訴えた際は抗がん薬による粘膜障害も疑い，ストーマ装具の接触によるストーマ粘膜潰瘍との鑑別が必要です．そのためストーマ粘膜周囲の皮膚をしっかり観察し，早期発見に努めることが重要です．

抗がん薬の曝露対策

化学療法後の患者さんの排泄物・体液には，投与後一定期間，抗がん薬の残留物と薬剤の活性代謝物が含まれます[6]．そのため，化学療法後のストーマケア時には抗がん薬の曝露対策が必要となります．

一般に薬剤の大半は投与後48時間以内に排泄されるため，曝露対策が必要な期間は投与後48時間といわれています．しかし，なかには排泄に長時間を要するものや，肝・腎機能低下や腹水貯留などがある場合は，排泄時間が延長するため個人差を考慮する必要があります[6]．

抗がん薬の曝露対策として，通常，手袋・マスク・ガウンの装着と飛散の可能性がある場合はフェイスシールドの装着が推奨されています[7]．しかし，日常のセルフケアでこのように行うことは困難であるため以下のように指導します．

- 装具交換時には手袋を着用し排泄物に触れないよう注意する
- 排泄物に触れた場合は石鹸と水で洗浄する
- ストーマ袋は使い捨てにする
- 二品系装具の場合は袋の取り外しをしないようにする
- 排泄物の処理を行う場合には便や尿が衣服等に付着しないようにする
- トイレの水は2度流し，排泄物の抗がん薬成分を完全に流しておく．

引用・参考文献はp.152を参照

1 ストーマ合併症とストーマ装着部位のアセスメント

★ ストーマの合併症

患者さんへの影響

ストーマの合併症は，術後早期に生じる「早期合併症」と社会復帰後に生じる「晩期合併症」に分類されます．早期合併症は，手術の侵襲から完全に回復しないうちに起こる合併症で，晩期合併症は手術後30日を超えてまたは社会復帰後に出現した合併症です．

早期合併症は，多くの場合，手術手技や患者さん側の身体状況の問題によるものが影響しますが，晩期合併症はストーマ管理によるものも多く，正しくケアすることが重要となります．

ストーマ合併症を起こすと，患者さんはストーマ造設による身体的・心理的影響だけでなく，装具装着困難や入院期間の延長などさまざまな問題が発生し，さらなるQOLの低下を引き起こします．予防できない患者さんの身体状況などもありますが，合併症によって患者さんの生活にどのような影響を及ぼすのかを理解して，ケアに臨むことが大切です．

早期合併症の原因と対処

1）ストーマ壊死（図1）

定義：ストーマが何らかの原因で壊死に陥ること．
原因：腸管や腸間膜の長さが極端に短いことによる血流障害，その他の血流障害．
【対処】
・壊死の範囲と虚血の程度の把握．
・排泄物が出ない場合などストーマが機能していない場合には再手術が必要となる．
※治癒過程で狭窄を生じやすいので注意が必要．

2）ストーマ脱落（図2）

定義：ストーマがストーマ皮膚縁から離開し，腹壁筋層より下に落ち込んだ状態．
原因：血流障害，粘膜皮膚接合部離開．
【対処】
・排泄物の流出状態，脱落の程度を観察．
・場合によっては再手術．

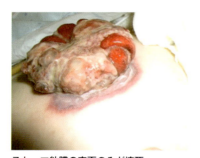
ストーマ粘膜の表面のみが壊死

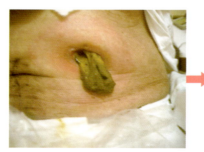
皮膚面より外側のストーマ粘膜全体が壊死

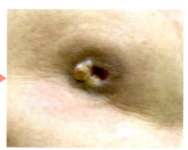
1ヵ月後狭窄

図1 ストーマ壊死

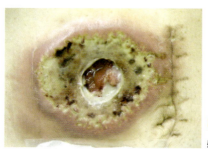

図2 ストーマ脱落
感染によりストーマが皮膚縁から離開し脱落を生じた

> ここではストーマ合併症について解説します．

3）ストーマ周囲膿瘍・蜂窩織炎（図3）
定義：ストーマ周囲にできた膿瘍，ストーマ周囲皮下結合組織の急性化膿性炎症．
原因：感染
【対処】
・排膿，ドレナージ，洗浄

4）ストーマ粘膜皮膚接合部離開（図4）
定義：ストーマの粘膜と皮膚の接合部が離開すること．
※早期合併症の中では最も発生頻度が高い．

原因：血流障害，感染，低栄養
【対処】
・離開部の洗浄・ドレナージ，排泄物の付着を防止．
※炎症がある間は，閉鎖せずドレナージ，ヨウ素含有軟膏塗布など．
※炎症が落ち着けば，創傷被覆剤やパウダーの使用．
※治癒過程で狭窄を生じることがある．
（ケアの詳細はp.73）

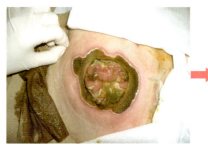
ストーマ周囲皮膚が壊死

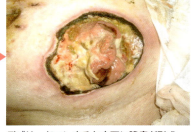
デブリードマンすると皮下に膿瘍が形成

図3 ストーマ周囲膿瘍，蜂窩織炎

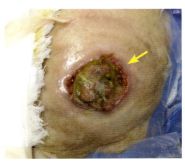
ほぼ全周性に離開

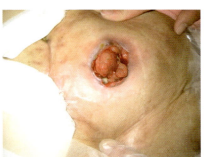
離開部が4時〜12時のみに縮小

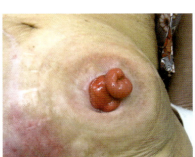
離開部は閉鎖（治癒）

図4 ストーマ粘膜皮膚接合部離開

晩期合併症の原因と対処

1）ストーマ狭窄（図5）

定義：ストーマ内腔が狭く，排泄が不十分になった状態．

原因：腸管引き出し不十分による過緊張，皮膚・筋膜切開が小さい，粘膜皮膚接合部離開後や粘膜壊死後の瘢痕収縮．

【対処】
- 排便コントロール，フィンガーブジー，再手術

※フィンガーブジーについては，粘膜を傷つける危険性があるため，医師の指示により愛護的に潤滑油などを使用して行うなど注意が必要．

2）ストーマ陥没（ストーマ陥凹，ストーマ周囲陥凹）（図6）

定義：ストーマが周囲皮膚レベルより相対的に低いまたは没した状態．

原因：腸管の引き出しが不十分，体重増加など．

【対処】
- 凸型装具の使用，板状・練状皮膚保護剤などで補正．

3）ストーマ脱出（図7）

定義：ストーマが造設時よりも異常に飛び出すこと（双孔式ストーマの肛門側に多い）．

原因：筋膜切開が大きい，遊離腸管が長い，筋膜固定の不良，腹水や腸閉塞による腹腔内圧の上昇など．

【対処】
- ストーマを傷つけない大きめのカット，潤滑剤の使用，大きめの袋の使用．
- ボタン固定法，脱出腸管切除など外科的治療．

（ケアの詳細はp.74）

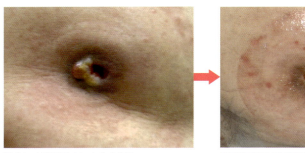

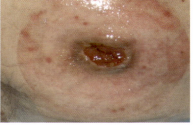

図5 ストーマ狭窄

狭窄により排泄時に痛みを伴う　　局所麻酔下で切開術施行

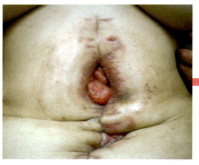
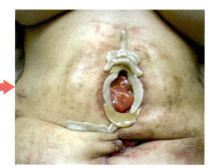

図6 ストーマ陥没（ストーマ陥凹，ストーマ周囲陥凹）

正中創につくられた双孔式ストーマ皮膚面より陥凹している　　皮膚保護剤を使用し凸型装具を貼付

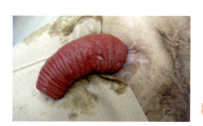

図7 ストーマ脱出

4）傍ストーマヘルニア（ストーマ傍ヘルニア）（図8）
定義：ストーマ孔に起こったヘルニアが原因：大きすぎる筋膜切開，腹直筋外の造設，腹直筋の脆弱化（肥満や加齢に伴う）．
原因：腹膜播種による腹水や腸閉塞．
【対処】
・ヘルニアベルトの使用，単品系平面装具の使用，二品系浮動型装具の使用，穴あけを最大径に行う．
・場合によっては外科的治療（ヘルニア修復術）．
（ケアの詳細はp.75）

5）粘膜移植（図9）
定義：粘膜が離れた皮膚に移り定着すること．
原因：縫合糸を介して粘膜が皮膚に移植．
【対処】
・液体窒素・硝酸銀液などで焼灼．

6）炎症性肉芽（図10）
定義：ストーマ周囲に発生した肉芽の過剰形成．
原因：縫合糸の残存，慢性的な刺激など．
【対処】
・早期の抜糸，抜糸後も改善なければ液体窒素・硝酸銀液・レーザーなどで焼灼．
・刺激を避ける装具や粉状皮膚保護剤，練状皮膚保護剤などで保護する．

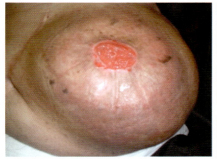
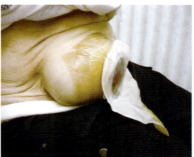

座位・立位になるとヘルニアが出現し，ストーマサイズが大きくなる

図8 傍ストーマヘルニア（ストーマ傍ヘルニア）

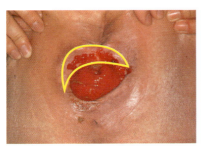

枠内が粘膜皮膚移植部分

図9 粘膜移植
（ストーマリハビリテーション講習会実行委員会編：カラーアトラス ストーマの合併症．金原出版，p59，1995）

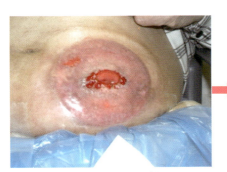
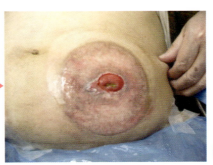

排泄物の持続的付着により肉芽が出現　　電気メスで切除

図10 炎症性肉芽

7）ストーマ静脈瘤（図11）

定義：慢性的静脈血還流不全によりストーマ周囲にできた静脈の拡張蛇行．

※持続する出血があり，ときには大量出血をおこす．

原因：肝疾患などによる門脈圧亢進，腸管の静脈と腹壁の静脈との間にシャント形成．

【対処】
- 愛護的スキンケア，穴あけを大きめにして隙間を練状皮膚保護剤で埋める．
- 硬化療法，ガス抜きフィルターのない装具使用，粘着力の強い装具を避ける．

8）ストーマに発生した腫瘤（図12）

- 腫瘍の再発など（腹膜播種などによる緩和ストーマに多い）．
- 強い痛みや出血を伴うことが多い．

原因：がんの再発・転移など．
出血の予防，痛みの緩和（刺激を避ける）袋内へ潤滑剤の使用，粉状皮膚保護剤の使用．モーズ軟膏による化学的切除や放射線治療は，患者さんの予後やQOLを考慮して判断する．

尿路ストーマに特徴的な合併症

1）偽上皮腫性肥厚：PEH （Pseudo Epitheliomatous Hyperplasia）（図13）

定義：ストーマ周囲皮膚が浸軟を繰り返すなどの慢性炎症により生じた皮膚過形成．

原因：慢性的な尿の付着による皮膚炎．ストーマ周囲皮膚が凹凸した状態となる．

【対処】
- 食酢やクエン酸による緩衝，尿pHの調整，装具の検討．

2）塩類の沈着

原因：尿の成分により析出される．尿の濃縮など．

【対処】
- 水分摂取による尿量増加，尿路感染の治療，カテーテルの定期交換など．

管理的ストーマ合併症

不適切な管理方法により発生した合併症で，皮膚障害やストーマ粘膜損傷などがあります．主な原因を表1にあげます．

適切なケアの実施で予防が可能です．皮膚障害を発見した時には，もう一度ケア方法を見直してみましょう．セルフケアを行っている場合は，患者さんが行うケア方法の実際を確認してみましょう．

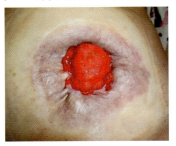

図11 ストーマ静脈瘤

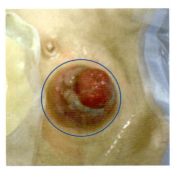

ストーマ近接部に隆起した腫瘤を認める

図12 ストーマに発生した腫瘤

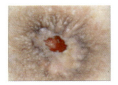

図13 偽上皮腫性肥厚

表1 管理的ストーマ合併症の原因となるもの

- ストーマサイズと面板のストーマ孔のサイズ不適合
- 装具の計画的交換が行われていない
- 装具が腹壁やストーマの形状・特性に合っていない
- 洗浄剤・粘着剤などの残留
- ストーマ装具剥離時の物理的刺激
- 凸型装具やベルトによる圧迫
- 過剰なスキンケア
- 装具の粘着剤やテープによる接触性皮膚炎・アレルギー
- 感染症
- 放射線治療・化学療法

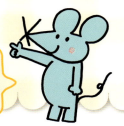

> ここでは，ストーマ装具装着部位のアセスメントについて解説します．

★ ストーマ装具装着部位のアセスメント

アセスメントの重要性

ストーマ周囲の皮膚トラブルや漏れを生じた場合は，ケア方法をどうするか検討する前に，なぜその皮膚障害や漏れが起こったのかという原因を探ることが重要です．皮膚障害に対する対処を行うだけでは根本的な問題解決ができないため，再び漏れと皮膚障害を繰り返すことになります．

原因を探るためには，まずストーマ装具装着部位の皮膚について観察しアセスメントを行うことが必要です．

ストーマ周囲皮膚の観察方法

ストーマ装具装着部位の観察は，「ストーマ近接部」「皮膚保護剤貼付部」「皮膚保護剤貼付外部」にわけて観察を行うと原因を探りやすくなります（図1）．

アセスメントのポイント
①皮膚障害の部位，範囲
②いつから発生したか
③どのような皮膚障害が起こっているか
④使用している装具の種類
⑤排泄物のもぐりこみの有無と部位
⑥装具の交換頻度
⑦排泄物の性状と量
⑧セルフケアの方法
⑨腹部の状態（しわや凹凸など），姿勢による変化
⑩治療内容（化学療法や放射線治療など）

引用・参考文献はp.152を参照

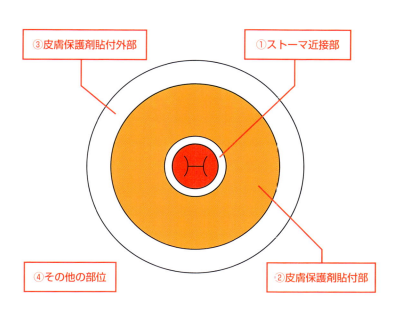

図1 ストーマ装具装着部位の観察方法

部位別の主な原因
①ストーマ近接部：排泄物の付着および 凸面型装具による圧迫など
②皮膚保護剤部：皮膚保護剤の成分や貼付による閉鎖的環境，交換時のは剥離刺激や洗浄時の物理的刺激など
③皮膚保護剤貼付外部：ストーマ装具のテープなどによる皮膚障害など
④その他の部位：ベルトやストーマ袋の接触など

2 ストーマ装具装着部位の重症度評価

✱ 重症度評価スケール　ABCD-Stoma®

　ストーマ周囲皮膚障害の重症度評価スケールとして，2012年に日本創傷・オストミー・失禁管理学会によりABCD-Stoma®というツールが開発されました（図1，図2）．ABCD-Stoma®は，Adjacent（近接部），Barrier（皮膚保護剤部），Circumscribing（皮膚保護剤外部），Discoloration（色調の変化）のそれぞれの頭文字をとってネーミングされています．

　前項で述べたストーマ装具装着部位のアセスメントを行う際に，同じ視点で客観的に皮膚障害の状態を評価できるスケールとして活用します．合計点が2点以下であれば14日以内に62.6％の皮膚障害が治癒，3点以下であれば15〜28日以内に60.5％の皮膚障害が治癒することが予測できると検証されています．

図1 ABCD-Stoma®の使用方法

（日本創傷・オストミー・失禁管理学会学術教育委員会（オストミー担当）編：ABCD-Stoma®に基づくベーシック・スキンケア　ABCD-Stoma®ケア．p.14，日本創傷・オストミー・失禁管理学会，2014）

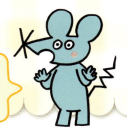

ここでは，ストーマ周囲皮膚障害の重症度評価について解説します．

ストーマ周囲皮膚障害の重症度評価スケール
ABCD-Stoma®

患者ID：　　　　　　　　　患者名：

ストーマの種類： コロストミー ・ イレオストミー ・ ウロストミー

観察部位（ストーマ粘膜を除く）

- A：近接部（皮膚保護剤が溶解していた部位はA）
- B：皮膚保護剤部
- C：皮膚保護剤外部（医療用テープ、ストーマ袋、ベルト等のアクセサリーが接触していた範囲）

A、B、Cの3部位ごとに皮膚障害の程度を評価

	0	障害なし	
急性の病態	1	紅斑：圧迫すると消失する赤み	赤みの程度は問わない
	2	びらん：表皮と真皮浅層の欠損 表皮剥離を含む	表皮剥離／びらん
	3	水疱・膿疱：表皮あるいは真皮内に体液（膿も含む）が貯留した状態	水疱／膿疱
慢性の病態	15	潰瘍・組織増大：表皮と真皮深層、あるいは皮下脂肪織までの欠損 水疱・膿疱を除く皮膚より隆起した組織	潰瘍と過剰肉芽／偽上皮腫性肥厚（PEH）／粘膜移植

A ☐ ＋ B ☐ ＋ C ☐ ＝ ☐

A、B、Cのあわせた部位の色調の変化を評価

色調の変化	0	なし	
	P	色素沈着あり：メラニン色素の増加による褐色から黒褐色の変化	
	H	色素脱失あり：メラニン色素の減少による白色の変化	

D ☐

採点結果　A ☐ B ☐ C ☐ ：D ☐

©2012日本創傷・オストミー・失禁管理学会
著作権は，日本創傷・オストミー・失禁管理学会に帰属します．許可なく営利目的で使用することを禁じます．

図2 ABCD-Stoma®
（日本創傷・オストミー・失禁管理学会学術教育委員会（オストミー担当）編：ABCD-Stoma®に基づくベーシック・スキンケア　ABCD-Stoma®ケア．p.15，日本創傷・オストミー・失禁管理学会，2014）

アセスメントのポイント

① 皮膚障害の程度は5段階で評価する
② 「障害なし」とは健康な状態
③ 「紅斑」は，圧迫すると消失する赤みで，赤みの程度は問わない
④ 「びらん」は表皮と真皮浅層の欠損．表皮剥離も含まれる
⑤ 「水疱・膿疱」は表皮あるいは⑥「潰瘍」は表皮と真皮深層，あるいは皮下脂肪織までの欠損
⑦ 「組織増大」は水疱・膿疱を除く皮膚より隆起した組織．過剰肉芽，偽上皮腫性肥厚，粘膜移植などが該当する

ABCD-Stoma® の活用方法

ストーマ周囲皮膚障害を ABCD-Stoma® を用いて採点した結果をもとに，皮膚障害の原因と要因をアセスメントすることで，適切なケア方法につなげることができます．評価の間隔は，入院中は装具交換ごと，退院後は外来受診ごとに行います．

表1〜4のチェック項目を参考に，ストーマ周

表1　皮膚障害の原因と要因およびチェック項目

原因	要因	チェック項目
皮膚の脆弱化	免疫力の低下	空腹時血糖130mg/dL以上，HbA1c6.9%以上である
		白血球1500/mm³未満，好中球500/mm³未満である
		免疫機能低下をきたす疾患（白血病，AIDSなど）がある
		免疫抑制剤，ステロイド剤の治療中である
	治療による副作用	抗がん剤（細胞障害性の薬剤，分子標的薬剤）の治療中である
		ストーマ周囲皮膚に放射線の治療中，あるいは既往がある
	疾患に伴う二次的障害	肝機能の低下（黄疸，門脈圧亢進症など）がある・腎機能の低下がある
皮膚の菲薄化	皮膚の菲薄化	ステロイド剤の処方（ストーマ周囲皮膚への外用薬の処方も含む）がある
		スキンテアの所見がある
ストーマケア阻害行動	認知機能の低下	装具の無用な剥離がある
	セルフケアに関する技能の低下	身体機能の低下により，一連の装具交換手技が部分的に不十分である
		装具交換を実施していない
		体調不良（病態悪化，あるいは終末期など）である

（日本創傷・オストミー・失禁管理学会学術教育委員会（オストミー担当）編：ABCD-Stoma®に基づくベーシック・スキンケア　ABCD―Stoma®ケア．p.18, 20，日本創傷・オストミー・失禁管理学会，2014）

表2　皮膚障害の原因と要因およびチェック項目　A（近接部）に皮膚障害がある場合

原因	要因	チェック項目
排泄物の付着	皮膚保護剤の浮き	ストーマ周囲にしわがある（仰臥位のみならず，日常生活でとる姿勢でも観察する）
		ストーマ周囲皮膚にくぼみがある（仰臥位のみならず，日常生活でとる姿勢でも観察する）
		ストーマに腹壁がオーバーハング（覆いかぶさり）している
		ストーマ傍ヘルニアがある
		ストーマの高さがない
		腹壁の動きに合わせて皮膚保護剤が付いて動かないために，皮膚保護剤がはがれている
		ストーマ袋の多量な排泄物の荷重などにより，面板に張力がかかっている
		水分・油分が残ったままで装具装着している
	皮膚保護剤の溶解	発熱，夏季・高温多湿な環境，こたつの使用などにより発汗量が増加している
		排泄量が増加している
		水様便である
		面板の交換間隔を延長している
		ストーマ周囲に瘻孔がある
	刺激性の強い排泄物	水様便が付着している
		細菌性下痢便が付着している
		尿路感染，尿量あるいは飲水量の減少などによりアルカリ尿が付着している
	不適切なホールカット	ストーマサイズと面板のサイズが適合していない

（日本創傷・オストミー・失禁管理学会学術教育委員会（オストミー担当）編：ABCD-Stoma®に基づくベーシック・スキンケア　ABCD―Stoma®ケア．p.22, 24，日本創傷・オストミー・失禁管理学会，2014より抜粋）

囲皮膚のアセスメントをすることで皮膚障害を起こしている原因が明らかになります．

ストーマ周囲皮膚障害は強い痛みや漏れによる不快な臭気などから否定的感情が生まれ，自尊心が低下し，ストーマ保有者の生活全体に大きな影響を与えます．これらの苦痛を十分理解したうえで，ストーマケアに携わっていきましょう．

引用・参考文献はp.152を参照

表3 皮膚障害の原因と要因およびチェック項目　B（皮膚保護剤部）に皮膚障害がある場合

原因	要因	チェック項目
機械的刺激	面板剥離時の刺激	面板の接着力が強い
		面板の剥離が粗雑である
	面板による摩擦	皮膚と面板の辺縁とが擦れている
	凸型嵌め込み具による圧迫	凸型嵌め込み具による過度な圧迫がある
感染	不適切なスキンケア	装具交換時の皮膚洗浄を実施していない
		発熱，夏季・高温多湿な環境，こたつなどの使用により面板部の発汗量が増加し，皮膚が湿潤している
		皮膚保護剤部の体毛を処理していない，あるいは安全剃刀を使用している
化学的刺激	皮膚保護剤の組成による刺激	皮膚保護剤の種類を変更した
		アルコール含有の練状皮膚保護剤を使用している
		剥離剤，あるいは被膜剤の種類を変更した

（日本創傷・オストミー・失禁管理学会学術教育委員会（オストミー担当）編：ABCD-Stoma®に基づくベーシック・スキンケア　ABCD—Stoma®ケア．p.26，日本創傷・オストミー・失禁管理学会，2014より抜粋）

表4 皮膚障害の原因と要因およびチェック項目　C（皮膚保護剤外部）に皮膚障害がある場合

原因	要因	チェック項目
機械的刺激	医療用テープ剥離時の刺激	医療用テープの剥離が粗雑である
		医療用テープの粘着力が強い
	ベルト等の固定具による摩擦	皮膚とベルト等の固定具の辺縁とが擦れている
感染	不適切なスキンケア	装具交換時に皮膚洗浄を実施していない
		発熱，夏季・高温多湿な環境，こたつなどの使用により面板部の発汗量が増加し，皮膚が湿潤している
		皮膚保護剤部の体毛を処理していない，あるいは安全剃刀を使用している
		不必要な外用剤の継続使用など，外用剤の誤った使用をしている
化学的刺激	医療用テープの組成による刺激	医療用テープを使用している
	被膜剤の組成による刺激	剥離剤，あるいは被膜剤の種類を変更した
	ストーマ袋の材質による刺激	ストーマ袋の種類を変更した

（日本創傷・オストミー・失禁管理学会学術教育委員会（オストミー担当）編：ABCD-Stoma®に基づくベーシック・スキンケア　ABCD—Stoma®ケア．p.28, 30，日本創傷・オストミー・失禁管理学会，2014より抜粋）

3 ケアの実際

★ ストーマ周囲皮膚障害

ストーマ周囲皮膚障害とは，ストーマ皮膚の病的状態（紅斑，炎症，表皮剝離，びらん，潰瘍，肥厚など）[1]のことをいいます（**図1**）．

◎ ストーマ周囲皮膚障害の原因

ストーマ皮膚障害の原因は，複数が原因となっていることもありますが，主に外的要因と内的要因に分けられます（**表1**）．

◎ 観察の方法

ストーマ周囲皮膚障害が発生した場合は，何が原因になっているかを考えていきます．まず，ストーマ装具を除去した時から観察しましょう．

ストーマ装具を除去した時に，**図2**にように排泄物が潜り込んでいたり，**図3**のように面板裏側の溶解や膨潤がいびつになっている場合は，同じ部位に皮膚障害が発生していることがあります．

ストーマ周囲のスキンケアを行った後に，ストーマ周囲のどの部分に皮膚障害が起こっているか，観察します（**図4**）．

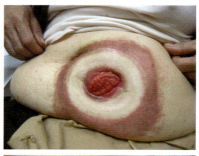
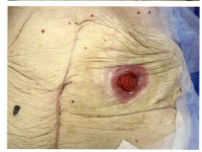

図1 ストーマ周囲皮膚障害の例

表1 ストーマ周囲皮膚障害の原因

外的要因	化学的要因	排泄物に含まれる消化酵素，アルカリ尿成分，粘着剤の成分など
	物理的要因	剝離刺激，不適切なスキンケア，面板や袋による損傷，固定具や凸面型面板などによる過度の圧迫など
	生理的要因	発汗阻害，細菌の繁殖，皮膚温の上昇など
内的要因	医学的要因	アレルギー体質，デルマドローム，自己免疫疾患，治療に伴うもの（放射線療法，化学療法，免疫力低下）など

（工藤礼子：ストーマ周囲皮膚障害，ストーマリハビリテーション　基礎と実際第3版（ストーマリハビリテーション講習会実行委員会），p.236，金原出版，2016）
（作間久美：皮膚障害をもつストーマの取り扱い，皮膚保護剤とストーマスキンケア，p.126，金原出版，1998）

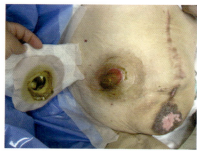

図2 排泄物の潜り込み

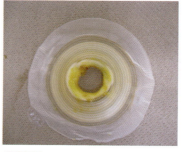

図3 面板裏側の溶解や膨潤

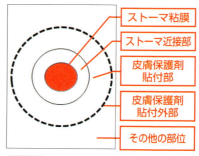

図4 皮膚障害の観察

（ストーマ粘膜／ストーマ近接部／皮膚保護剤貼付部／皮膚保護剤貼付外部／その他の部位）

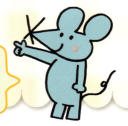

ここでは，ストーマ周囲皮膚障害のケアについて解説します．

✴ ストーマ周囲皮膚障害のケア

☀ 症例

90歳台女性．イレオストミー造設．排泄物の漏れを繰り返すようになり，ストーマ周囲皮膚障害を発症しました．ストーマ近接部全周に用手形成皮膚保護剤を使用していましたが，漏れのため毎日の装具交換を行っていました．

装具を除去すると，ストーマ近接部全周に，紅斑とびらんを発症し，局所の疼痛も強い訴えがあり，数時間前に面板裏側には全周に便の潜り込みがありました（**図1**）．

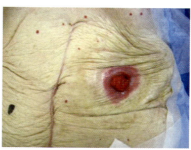

図1 装具の除去後

☀ 原因の探索

まず，考えないといけないことは，「なぜ排泄物が潜り込むのか？」ということです．原因の対策を考えるために，局所以外の観察や情報収集を行っていきます（**表1**）．

この症例の場合，漏れとストーマ周囲皮膚障害悪化の原因として以下が考えられました．

① イレオストミーで残存小腸が1m未満でアルカリ性の水様便であったこと．
② 排便量が2,000mL/日程度ありましたが，夜間はストーマ袋が一杯になるまで廃棄されず，ストーマ近接部に水様便による汚染の機会が多くあったこと．
③ ストーマ近接部の皮膚障害が発生した後，面板ストーマ孔を大きくしていたこと
④ 臥位時と坐位時の腹壁の変化があり，面板が腹壁に沿っていなかったこと（**図2**）．

また，ストーマ周囲皮膚炎は，排泄物の付着による化学的原因でした．

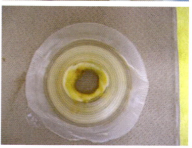

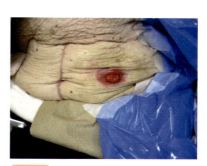

図2 坐位時の腹壁

表1 ストーマ周囲皮膚障害の観察点

ストーマ	粘膜	色調，出血，浮腫の有無
	サイズ	縦径，横径，基部と最大径，高さ，排泄口の位置と向き
	皮膚接合部	離開，肉芽，糸，などの有無，出血，浸出液の有無
周囲皮膚	皮膚	変化のある部位，範囲，浸出液・出血の有無など
	腹壁の状態	臍や骨突出との距離，皺やくぼみ，合併症の有無など
その他	排泄物	性状，量
	付属物	ロッド・ネラトンなど
装具	面板貼付状況	よれ，めくれ，皺，溶け，浮き，剥がしやすさなど
	面板裏側	排泄物の潜り込みの有無と範囲，吸水している部位と範囲
	交換間隔	平常時と現在

（ストーマリハビリテーション講習会実行委員会編：ストーマリハビリテーション基礎と実際第3版．p.236，金原出版，2016）

ケア

ストーマ周囲皮膚障害の対策として，排泄物が直接付着しないように対処していきます．

びらん，潰瘍の場合には，浸出液を吸収させる目的で粉状皮膚保護剤を散布した後，余分な粉を払い面板の密着を妨げないように面板を貼付します[2]（図3）．

浸出液が多い場合は，粉状皮膚保護剤散布後に，びらん，潰瘍部分よりやや大きめに用手形成皮膚保護剤を貼付し，その上に面板を貼付します．浸出液の状態に応じて交換間隔を設定します[2]．

この症例の場合は，浸出液が多い部位があったことから，漏れる前の定期的交換で皮膚障害部位を確実に改善させるため，短期交換できるタイプの面板を選択し，腹壁の皺・くぼみ部分を用手形成皮膚保護剤で補正，適切な面板ストーマ孔の大きさでカット，ストーマベルトでストーマ近接部の密着を図りました（図4）．その結果，漏れを解消でき，皮膚障害は治癒しました（図5）．

アレルギーによる接触性皮膚炎が原因の場合

面板の皮膚保護剤成分やテープの粘着成分によるアレルギーによる接触性皮膚炎が原因の場合は，局所ケア方法が愛護的に行われているかなどの情報収集が必要です．発生した皮膚障害は医師にも報告して，局所ケアは薬剤を使用しながら改善を促します．薬剤を使用する場合は，装具貼付に影響がでにくいローションタイプのものが使用しやすいでしょう．

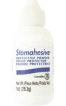

バリケア®パウダー
（写真提供：コンバテック）

アダプトストーマパウダー 28.3g
（写真提供：ホリスター）

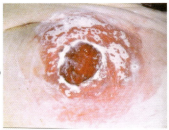

余分な粉を払う

図3　粉状皮膚保護剤の散布

化学療法や放射線療法が原因の皮膚障害の場合

化学療法や放射線療法が原因の皮膚障害の場合，皮膚への負担がかからない愛護的なスキンケアを行い，びらん・潰瘍等の皮膚障害が発生した場合は粉状皮膚保護剤を使用した対処方法を行っていきます．化学療法の場合，使用している薬剤を把握しておくことも必要です．皮膚障害が発生した場合は医師に報告し，紅斑・丘疹・膿疱・水疱の場合は，ステロイド外用薬を使用した治療を行っていきます．

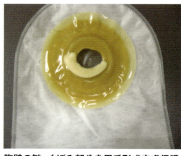

腹壁の皺・くぼみ部分を用手形成皮膚保護剤で補正・適切な面板ストーマ孔の大きさでカット

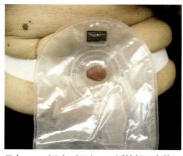

ストーマベルトでストーマ近接部の密着

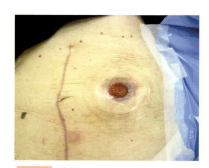

図5　治癒

図4　面板の工夫とストーマベルトの活用

ここでは，早期合併症，晩期合併症以外の合併症について解説します．

その他の合併症のケア

ストーマ皮膚粘膜離開

ストーマ皮膚粘膜離開とは，ストーマの粘膜皮膚接合部が離開すること[1]をいいます（図1）．

原因

手術手技による腸管辺縁血管の血流障害，腹壁の脂肪層が厚いために腸管を十分にひきあげられず縫合部に過度の緊張がかかることによるストーマ粘膜の壊死，糖尿病，栄養不良やステロイドなどの全身的要因．

ストーマケア

創の深さ，壊死組織の有無を観察します．離開部に便が潜り込み汚染するため，感染徴候に注意し観察を行います．

創内に壊死組織がある場合は，壊死組織の除去と感染のコントロールを行うことが重要です．

感染徴候がある場合：創部の洗浄，ドレナージを行います．短期交換（毎日交換）できる単品系装具または，二品系装具で創部を1日数回洗浄します．

感染がなく，離開部の創の深さが浅い場合：創部の洗浄後，粉状皮膚保護剤を充填し排泄物が入らないように練状皮膚保護剤や用手形成皮膚保護剤で保護をして装具装着します．

感染がなく，離開部の創が深い場合：創部の洗浄後，創傷被覆材を創内に充填し排泄物が入らないように練状皮膚保護剤や用手形成皮膚保護剤で補正して装具を装着します（図2）．

ストーマ浮腫

ストーマ浮腫とは，ストーマの粘膜や粘膜下の毛細血管や細胞間膜，筋肉組織や脂肪組織の組織内に漿液が病的に集まって腫れた状態[1]のことをいいます（図3）．

原因

手術中の腹腔内操作，腹壁の切開が小さいことやイレウス・腸炎などでも発生．

ストーマケア

浮腫の程度，色調，ストーマ粘膜の硬さを追って観察します．

ストーマ粘膜は脆弱で出血しやすいため，愛護

的なケアを行います．ストーマ粘膜損傷予防のため，使用する装具は軟らかい単品系装具を選択するとよいでしょう．

ストーマ粘膜の基部より5mm程度大きくカットし，露出したストーマ近接部の皮膚を保護するために，粉状皮膚保護剤や用手形成皮膚保護剤を使用することもあります．

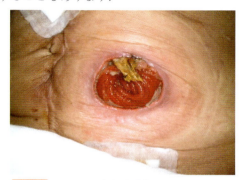

図1 ストーマ皮膚粘膜離開

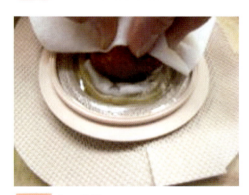

図2 ケアの例

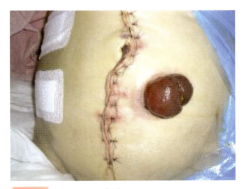

図3 ストーマ浮腫

ストーマ脱出

ストーマ脱出とは，ストーマが造設時よりも異常にとびだすこと[1]で腸管が外反している状態をいいます（図4）．

原因

ストーマ造設時の筋膜切開が大きい，遊離した腸管が長い，腹腔内経路にストーマを造設した場合，慢性的な腹水，咳嗽などが発生の要因になります．

ストーマケア

ストーマサイズの観察を行います（脱出時と還納時）．ストーマ浮腫や脱出に伴う症状の有無（出血，ストーマ粘膜の損傷など），排便・排ガスの有無を確認します．

安静臥床で還納することもありますが，還納しない場合は用手還納法により少しづつ還納します．ストーマ装具は，脱出時の大きさに合わせて面板をカットし，貼付しにくい場合は，還納後に貼付します．サイズ変化でストーマ粘膜を傷つけないようできるだけ軟らかい単品系装具や粘着式の二品系装具などを選択します（図5）．練状・粉状皮膚保護剤で露出皮膚をカバーします（図6）．

袋内に潤滑剤（図7）を入れたり，脱臭フィルターがないストーマ袋，または脱臭フィルターにシールを貼付しておくことでストーマ袋とストーマ粘膜の摩擦によるストーマ粘膜損傷の予防ができます．

その他，ストーマ脱出に伴い患者さん自身が非常に驚いている場合がありますので，精神面のフォローも必要です．脱出を繰り返し，ケアに難渋する場合や粘膜損傷で出血を繰り返す場合などは，再造設の検討・考慮が必要なこともあります．

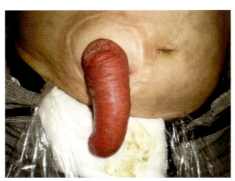
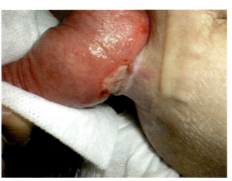

図4　ストーマ脱出

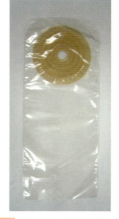

図5　軟らかい単品系装具

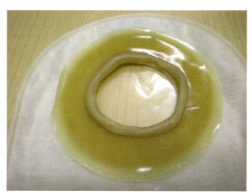

図6　練状・粉状皮膚保護剤の使用

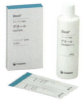

デオール消臭潤滑剤
（写真提供：コロプラスト）

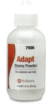

アダプトストーマパウダー 28.3g
（写真提供：ホリスター）

ストーマ傍ヘルニア（傍ストーマヘルニア）

ストーマ傍ヘルニア（傍ストーマヘルニア）とは，ストーマ孔に起こったヘルニア[1]のことをいい，主に小腸が脱出してストーマ周囲の皮下が膨隆する状態になります（図7）．

原因
腹直筋外や外縁ぎりぎりでストーマが造設されたこと，導管と腹壁の固定が不十分であること，腹直筋腱膜に開けた孔が大きすぎることなど手術に関連したものと，体重増加，加齢による腹壁の脆弱化，慢性的な咳嗽や腹水貯留など術後の生活状況や身体状況が原因のものがあります．

ストーマケア
ストーマサイズ，腹壁の状況，排泄物の潜り込み，ストーマ周囲皮膚の進展に伴う面板外縁の皮膚障害や腹痛・便秘の有無などを観察します．

ヘルニア周囲の腹部は球状になるため，ストーマ装具は腹壁の追従性が高い，粘着式装具やテーパーエッジ，浮動型フランジの二品系装具を選択します．

面板の外縁は，ギャザーが入ったようになるので，あらかじめくさび状の切れ込みをいれることもあります（図8）．

腹圧によるヘルニアの増悪を防ぐ目的で，ヘルニアベルトを使用することもありますが，ベルトのサイズを選択する場合は，腹囲測定が必要です．また，装着時は，ヘルニアが還納されている臥位で装着することを指導します．

ストーマ静脈瘤

ストーマ静脈瘤とは，慢性的静脈還流不足によりストーマ（周囲）にできた静脈の拡張蛇行[1]のことをいいます（図9）．

原因
肝硬変やがんのため，門脈圧が亢進し腸管静脈と腹壁静脈にシャントが形成され，ストーマ粘膜から周囲皮膚に血管の蛇行が生じます．

ストーマケア
少しの外力で出血しやすく，出血すると止血困難となることもあるため，愛護的なスキンケアが必要となります．特に，装具の剥離時は，剥離剤

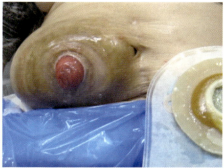
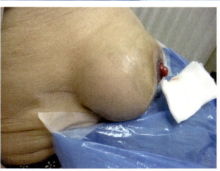

図7　ストーマ傍ヘルニア

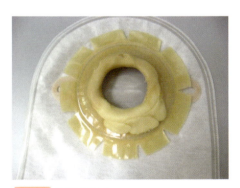

図8　面板の工夫

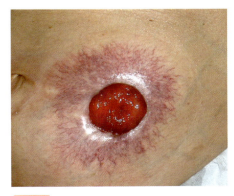

図9　ストーマ静脈瘤

を用いて機械的な刺激をできるだけ少なくします．
　また，面板ストーマ孔をやや大きめに行い，剥離刺激の少ない（貼付期間が短期タイプのもの）で軟らかいストーマ装具の選択を行います．露出皮膚部は，粉状皮膚保護剤で保護または練状皮膚保護剤で覆い，ストーマ粘膜の機械的刺激を避けるために袋内に潤滑剤を入れたり，ストーマ袋に空気を入れ，脱臭フィルターがないストーマ袋，または脱臭フィルターにシールを貼付しておくことで，ストーマ袋とストーマ粘膜の摩擦によるストーマ粘膜損傷予防ができます．
　出血した場合は，まず圧迫止血を行います．出血点を確認し，圧迫で止血ができない場合は，縫合止血や硬化療法などが必要となります．

☀ ストーマ出血

　ストーマ出血とは，ストーマ内腔よりの出血のことで，ストーマ粘膜出血とは，ストーマ粘膜またはストーマ皮膚縁からの出血[1]のことをいいます（図10）．

原因 ●・・●・・●・・●・・●・・●・・●・・●

　術中の不十分な止血操作，術直後の静脈還流障害によるストーマ浮腫から，ストーマ粘膜の表面から出血をおこしやすくなる，術前の放射線療法による放射線腸炎，ストーマ粘膜の損傷，ストーマ近接部に発生した炎症性肉芽腫，ストーマに腫瘍が発生した場合，潰瘍性病変などがあります．

ストーマケア ●・・●・・●・・●・・●・・●

　出血部位と出血の原因を確認します．
　圧迫止血して止血できない場合，特に造設に伴う粘膜，腸管断端からの出血の場合は，電気メスによる凝固や結紮止血，縫合止血が必要になることがあります．

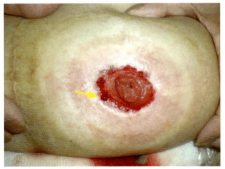
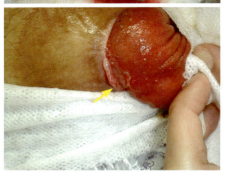

図10 ストーマ粘膜出血

　ストーマ浮腫が強く，ストーマ装具による圧迫や接触が原因の場合は，面板ストーマ孔を5mm程度大きめにカットした装具を貼付します．露出皮膚部は，粉状皮膚保護剤で保護または練状皮膚保護剤で覆います．
　ストーマ粘膜からの出血が持続的にみられる場合は，ストーマ粘膜全体に粉状皮膚保護剤を散布し，創面の保護を行います．

引用・参考文献はp.152を参照

1 ストーマ外来の流れとケア

ここでは，ストーマ外来について解説します．

★ ストーマ外来の流れ

◎ ストーマ外来とは

　ストーマ外来は，ストーマ造設を必要とする患者さんおよび造設術後の患者さん（オストメイト）を対象に，皮膚・排泄ケア認定看護師もしくは，ストーマケアの知識・技術を持つ看護師が，医師や他職種と連携して，専門的な知識に基づく技術や知識を提供し，生活に伴う症状の改善や自己管理の支援などを行う外来です．また，瘻孔やドレーン留置によりスキンケアが必要な患者さんも対象とします．

　ストーマを造設する患者さんが，身体的・心理的・社会的に適応ができ，生活の質を高めていくためには，手術前・手術後・社会復帰後のそれぞれの時期に応じた専門的で個別的なケアが必要となります．また在院日数が短縮化している現在の環境では，オストメイトはセルフケアの獲得が不十分なまま退院しなくてはならない場合もあります．家族を含めた長期的なかかわりや，高齢化における地域連携の必要性などの多くの課題を解決していくためにも，ストーマ外来の役割は重要です．

◎ ストーマ外来での支援内容

　ストーマ外来での支援内容を表1に示します．

◎ ストーマ外来の費用

　ストーマ外来の費用は診療報酬（在宅指導料とストーマ処置料）で決められています．

> **在宅療養指導料**：1回／月
> 　　　　　　　　170点（初回の指導を行った月に限り1か月に2回まで請求可能）
> **ストーマ処置料**：1回につきストーマ1個70点，ダブルストーマ100点
> **診療報酬にあたっての施設要件**
> 　・医師の指示に基づく指導
> 　・ケア時間30分確保
> 　・外来で実施した指導内容の診療記録

表1　ストーマ外来での支援内容

- 術前ケア（ストーマの説明，マーキング）
- 退院後の定期検診
- ストーマケア指導（装具交換方法，スキンケア方法，ドレーン管理，自然排便法，灌注排便法，など）
- ストーマ装具，セルフケア用品の情報提供と選択
- ストーマの合併症予防，ストーマ周囲のスキントラブルへの対処
- 日常生活指導
- 性機能障害の相談および関連科への紹介
- 社会保障の手続き・相談
- 患者会の紹介
- 通院困難なオストメイトに対しては，訪問看護の紹介と連携，開業医との連携

★ ストーマ外来のケア

手術前のケア

ストーマを造設する理由（疾患）は人それぞれです．例えば，進行性のがんで命の危険がある，結婚・出産・進学・就職など重要なライフイベントを控え将来の不安を抱いているなど，さまざまな患者さんがいます．

情報社会では患者さんはいろいろな情報を入手することが可能ですが，間違った情報を得ることもあります．社会的背景にも注目しながら正しい知識と情報を提供し，患者さんが意思決定できる支援を行うことが必要です．

また，高齢者の手術時にはキーパーソンの確認や社会的資源の利用状況，術後の予測される問題に対して手術前から退院後を見据えた準備が必要となります．必要に応じがん相談室や地域連携室との連携を図っていきます．

手術後のケア

ストーマ保有者は退院し実際に生活を始めると種々の問題に直面し，入院中に獲得したストーマセルフケア技術では対応に難渋することがあります．ストーマ外来を継続して受診することで，それらの問題の解決と生活の質を維持することが可能になります．

ストーマ外来で継続的にフォローアップするためには，入院前もしくは入院中からのかかわりがあることが望ましいです．しかし，現場の医療者から要請がなければ介入できないため，ストーマ外来看護師が介入できるようにシステムを確立することが必要です．

ストーマサイトマーキングや退院指導によるストーマ外来でのフォローアップの必要性，受診方法の説明などによって，オストメイトの信頼と安心を得ることができます．

退院後のストーマ外来フォローアップの間隔は，初回受診時（2週間を目安）の後1か月ごとに受診してもらい，セルフケアの獲得の程度や皮膚障害の有無を評価し患者さんと相談しながら，2か月ごと3か月ごとと間隔を延ばしていきます．身体状況が安定し，日常生活にも慣れてきたら，6か月ごと1年ごとと間隔をあけていくことも可能です．

通院できないストーマ保有者に対しては訪問看護や開業医と連携を図っていきます．

ストーマ外来のために必要な備品と設備

腹部を診察し排泄物を扱い，個別の指導を行うためプライバシーが保てる個室が望ましいです．

机やいすの他，診察台，装具を管理する棚，処置カート，排泄物を処理できるトイレや汚物槽などが整っており換気ができる場所が理想的です．

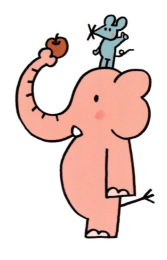

第2部

排泄ケア

第1章　排泄ケアのための基礎知識
第2章　排泄ケアの実際
第3章　コンチネンス外来の流れとケア

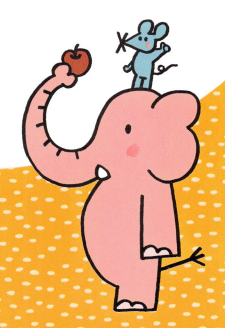

1 排尿機能障害

★ 排尿機能障害の病態・生理

広義での排尿機能には「排尿」「蓄尿」「排尿行動」のすべてが含まれます．

排尿とは，尿を出そうと思ったときにすみやかに勢いよく最後まで出し切れることです．

蓄尿とは，尿意を認識したうえで尿を膀胱に十分量溜めておくことができ，その間は漏れないことです．

排尿行動とは，排尿してよいときに排尿してよい場所で排尿できるという社会的に適切な状況で排泄することです．

この3つがそろった状態を正常な排尿機能といいます（**表1**）．

尿の生成から排尿まで

腎臓に心拍出量の1/5の血液が流れ込むことで1日180Lもの原尿が生成されます．原尿は尿細管で再吸収され，最終的に1日1,500～2,000mLが尿道を通って体外に排出されます．この経路を尿路といい，腎臓と尿管を上部尿路，膀胱と尿道を下部尿路と呼びます（**図1**）．

表1 正常な蓄尿・排尿機能および排尿行動

蓄尿機能	・膀胱内に150～200mLの尿が溜まると「初発尿意」として認識する ・初発尿意を感じてからも膀胱容量に達するまで排尿を我慢できる
排尿機能	・自分の意思で排尿を開始できる ・尿の勢いがよく腹圧をかけずに排尿することができる ・排尿の途中でも自分の意思で止めることができる ・排尿を始めたら最後まで残尿なく出し切ることができる
排尿行動	・排尿行動が社会的に適切である

（穴澤貞夫ほか編：排泄リハビリテーション―理論と臨床．p.49-50，中山書店，2009をもとに作成）

正常な尿回数

膀胱容量は正常な1回排尿量をあらわします．初発尿意を感じてからある程度我慢して排尿したときの排尿量は300～500mLが正常です．1日尿量が1,500～2,000mL，1回尿量が300mLだとすると，1日の排尿回数は5～7回となります．

排尿回数が8回以上の場合を頻尿，15回以上は重度の頻尿といいます．

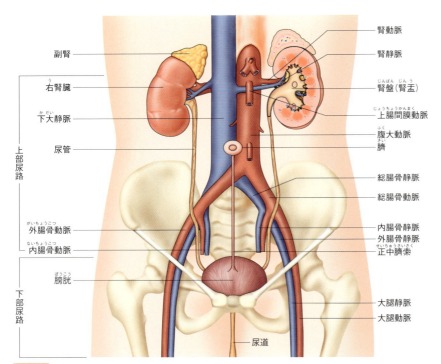

図1 上部尿路と下部尿路

（落合慈之監：腎・泌尿器疾患ビジュアルブック．第2版．p.2．学研メディカル秀潤社，2017）

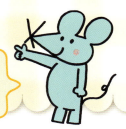

ここでは正常な排尿機能と排尿機能障害の病態・生理について解説します．

膀胱の働き

膀胱は袋状の臓器で，膀胱壁の平滑筋は「排尿筋」と呼ばれています．尿が充満しているときには膀胱壁が伸びて薄くなり，空っぽになれば縮んで分厚くなるのが特徴です．空っぽになった膀胱は恥骨の後方に隠れているので体表から触知することはできません．

膀胱の最大容量は成人で300〜500mLです．過活動膀胱や残尿の存在など，何らかの原因によって膀胱容量が小さくなると頻尿の原因になります．

膀胱壁は伸び拡がることができるため，尿が溜まっても膀胱内圧を低いまま保つことができます．

下部尿路の性差

上部尿路の構造は男女共通ですが，下部尿路の構造は男女による違いが顕著です．

男性は膀胱の出口に前立腺があり下部尿路の通過障害に影響を与えます．通過障害の原因として前立腺肥大症などが一般的にもよく知られています．尿道はS字状で15〜20cmと長く，陰茎の中を海綿体に囲まれて走行し，外尿道口に達します．

女性の尿道は，膣に沿ってまっすぐに走行して外尿道口に開きます．尿道の長さは3〜4cm程度で，下端は外尿道括約筋に囲まれています（図2）．

第1章 排泄ケアのための基礎知識

下部尿路の構造の違いと症状の違い

男女の尿道の長さや形状の違いは下部尿路症状のあらわれ方に関係します．男性は尿失禁が起こりにくい代わりに，尿が出にくくなる排尿困難が起こりやすくなります．女性は排尿困難が起こりにくい代わりに尿失禁や尿路感染が起こりやすくなります．

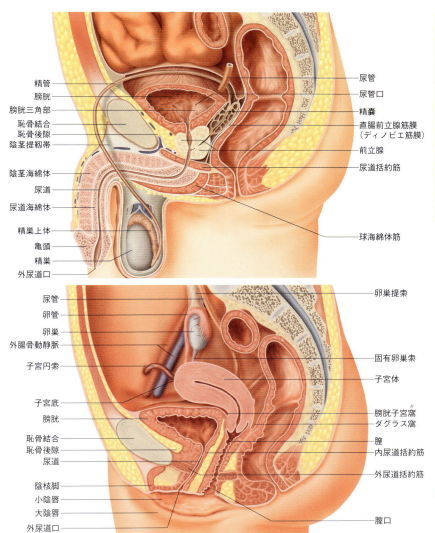

図2 男女の尿路

（落合慈之監：腎・泌尿器疾患ビジュアルブック第2版，p.8，学研メディカル秀潤社，2017）

尿道括約筋とは

膀胱壁の平滑筋が膀胱頸部に集まって内尿道括約筋となります．膀胱から出た尿道は，尿生殖隔膜という骨盤底を支えている筋膜を貫通して外尿道口に達します．この尿生殖隔膜の筋肉が尿道周囲に集まって外尿道括約筋になります．内尿道括約筋は自分の意思では動かせない不随意筋ですが，外尿道括約筋は自分の意思で収縮または弛緩させることができる随意筋です．

骨盤底筋群

骨盤底筋はしばしば「バケツの底」にたとえられます．骨盤というバケツの中には腸管や女性生殖器，膀胱など重要な臓器が納まっており，それらの臓器を支えているのが，バケツの底である骨盤底です．「骨盤底筋」という筋肉があるわけではなく，複数の筋肉や靭帯，筋膜などを総称して骨盤底筋"群"といいます．近位から骨盤隔膜→尿生殖隔膜→会陰筋膜の3層からなる強靭な構造となっています（**図3**）．

骨盤底筋群の種類

筋繊維には2種類あることが知られています．外尿道括約筋は常に尿道口を収縮させている必要があるため，持久力に優れたtypeⅠが多く含まれています．骨盤底筋群は，typeⅠに加えて瞬発力に優れたtypeⅡの筋繊維も含まれています．同時に筋繊維の中に伸展受容器（筋肉が引き伸ばされたときに反射で筋収縮する受容器）を持っています．

この筋繊維の特徴によって，くしゃみをしたときなど急に腹圧がかかって骨盤底筋が引き伸ばされたときにも，反射で外尿道括約筋と骨盤底筋群が収縮して失禁を防げるのです．

> **骨盤底障害による腹圧性尿失禁**
> 骨盤底障害が生じると腹圧性尿失禁が起こりやすくなります．原因は主に以下の2つです．
> ①尿道過可動：出産や加齢・肥満などで尿道を支えている骨盤底筋群が脆弱になった状態
> ②内因性括約筋機能不全：加齢や神経障害，手術などの影響で尿道括約筋の機能が低下し，尿道が常にゆるんでいる状態

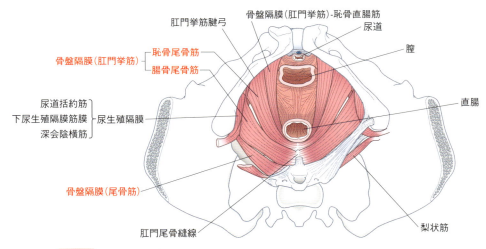

図3　女性の骨盤底
骨盤底筋は「バケツの底」にたとえられ，バケツ（骨盤）には重要な臓器が納まっている．

排尿にかかわる神経

膀胱と尿道は蓄尿時と排尿時で正反対の動きをしています（図4）. 副交感神経では「骨盤神経」, 交感神経では「下腹神経」が膀胱や尿道を支配しています. 下腹神経と骨盤神経は自律神経であるため, 自分の意思ではなく反射によって膀胱と尿道を収縮または弛緩させます. 一方, 体性神経である「陰部神経」は外尿道括約筋や骨盤底筋を支配しており, 自分の意思で収縮や弛緩させることができます.

この3つの神経が絶妙なバランスで作用し合うことによって, 膀胱と尿道の動きがコントロールされています（表2）.

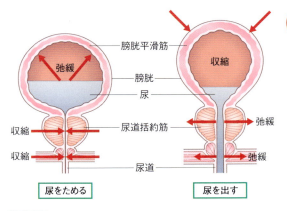

図4 蓄尿時と排尿時の下部尿

蓄尿時の神経の働き

膀胱内に150〜200mLの尿がたまると膀胱壁が伸び拡がって膀胱壁内の知覚センサーが作動します. 知覚センサーから脊髄に信号が届くと, 反射的に交感神経（下腹神経）が興奮して膀胱の排尿筋を弛緩させつつ内尿道括約筋を収縮させます. 同時に膀胱壁のセンサーから脳に信号が送られ「初発尿意」を自覚します. 尿意を感じても, しばらくの間は自分の意思で外尿道括約筋を収縮させて排尿を我慢することができます.

排尿時の神経の働き

膀胱内にさらに尿がたまって膀胱容量の限界に達すると「強い尿意（最大尿意）」が起こります. 脳が自分の意思で「排尿しよう」と指令を出して体性神経（陰部神経）を抑えることで, 外尿道括約筋の収縮を解きます. 同時に反射によって副交感神経（骨盤神経）が興奮して内尿道括約筋をゆるめて尿の通り道を開放し, 排尿筋を収縮して尿を押し出します.

気がゆるむと尿道括約筋もゆるむ？

尿意を我慢した状態で便座に座ったとき, 誰かが急に洗面所に入ってきたら心臓がドキドキしたり血圧が高くなったり緊張した状態になります. その状況で尿を出そうと思ってもなかなか排尿できません. これは交感神経が優位になるので, 膀胱がゆるんで内尿道括約筋が収縮する「蓄尿」の状態になっているからです.

誰かが洗面台から出て行ったら, ホッとひと安心して副交感神経が優位となります. リラックスすると内尿道括約筋も緩むため「排尿」できます.

環境を整えて羞恥心に配慮した排尿介助は, 排尿機能そのものにも影響するのです.

表2 膀胱と尿道の動きにかかわる神経

	膀胱排尿筋（不随意筋）	内尿道括約筋（不随意筋）	外尿道括約筋（随意筋）
副交感神経（骨盤神経）➡排尿	収縮	弛緩	支配なし
交感神経（下腹神経）➡蓄尿	弛緩	収縮	支配なし
体性神経（陰部神経）	支配なし	支配なし	収縮または弛緩

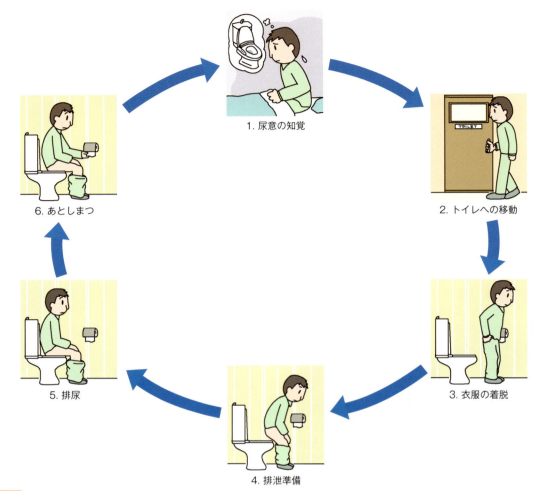

図5 排泄動作のプロセス

☀ 排尿行動とは

　人間が社会生活を営むうえで，尿意を感じたときに場所や時間を考えずに排尿していては「コンチネンス＝禁制がとれている」状態とはいえません．単に膀胱や尿道が正常に機能するというだけでは成立しないのです．

　尿意を感じたら適切な場所に移動したうえで，「排尿」して衣類の脱着や便器の後始末をして，生活の場に戻るという排泄の過程（**図5**）が社会的に問題なく行うことができる必要があります．

正常な尿意と異常な尿意

　正常な尿意は，膀胱内に尿が溜まっていく過程で生じるもので，初発尿意時はまだ我慢ができ，徐々に強い最大尿意（＝膀胱容量）になっていきます．膀胱の知覚センサーになんらかの混乱が生じると，異常な尿意として「尿意切迫感」があらわれることがあります．

排尿ケアは看護の醍醐味

　排尿行動の中で，膀胱や尿道の機能が問題になる項目は図5の1．尿意の知覚と5．排尿だけです．その他の項目は，環境整備や排泄ケア用品の選択によってカバーすることができます．
　例えば，認知症でトイレの場所がわからない場合はトイレの場所をわかりやすくしたり，麻痺があってトイレまでの移動や衣類の脱着が困難であれば，ポータブルトイレを選択したり衣類を工夫したりといった看護の力を大いに発揮することができます．

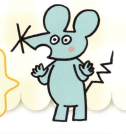

ここでは排尿機能に異常が生じるとどのような症状が出現するかについて解説します.

排尿機能障害の症状

第1章 排泄ケアのための基礎知識

患者さんが受診を決意したり，看護者が患者さんの療養上の世話をしているときに「排尿に異常があるのでは？」と気づくきっかけになるのは「症状」です．排尿機能に異常が生じたときにどのような症状が出現するかを知っておくことで，早期にケア介入ができます．

下部尿路症状（LUTS）

排尿機能に何らかの障害が生じたときにおこる症状をあらわす用語として「下部尿路症状（LUTS：lower urinary tract symptoms）」があります．国際禁制学会（ICS：International Continence Society）の用語基準[1]では，下部尿路症状を「蓄尿症状」「排尿症状」「排尿後症状」など7つに分類しています（**表1**）.

ここでは，蓄尿症状，排尿症状，排尿後症状について解説します．

蓄尿症状

主要な症状について**図1**に示します．

- 昼間頻尿：日中に8回以上の排尿があることをいいます．尿路感染症，過活動膀胱，前立腺肥大症，膀胱結石，心因性頻尿，予防的頻尿（失禁しないように尿意はないが早めに排尿すること）などが原因で起こります．
- 夜間頻尿：夜間に2回以上排尿があることをいいます．その排尿の前後は眠っているということが条件なので，尿意があって目が覚めたのか，睡眠障害によって「起きたついで」に排尿したのかを確認します．
- 尿意切迫感：急に起こる強い尿意で，我慢することが困難な症状です．予測ができず唐突に強い尿意が起こるという点が重要です．
- 尿失禁：尿が不随意に漏れる症状で，女性に多いです．失禁の種類については後述します．

表1 国際禁制学会による下部尿路症状の分類（一部改編）

蓄尿症状	昼間頻尿，夜間頻尿，尿意切迫感，尿失禁，膀胱知覚
排尿症状	尿勢低下，尿線分割，尿線散乱，尿線途絶，排尿遅延，腹圧排尿，終末滴下
排尿後症状	残尿感，排尿後尿滴下
性交に伴う症状	性交痛，膣乾燥，尿失禁
骨盤臓器脱に伴う症状	異物感，腰痛，排泄のために整復が必要などの症状
生殖器痛・下部尿路痛	膀胱痛，尿道痛，外陰部痛，膣痛，会陰痛，骨盤痛
その他	過活動膀胱，膀胱出口閉塞，膀胱痛症候群（間質性膀胱炎）など

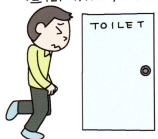
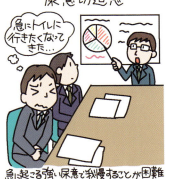
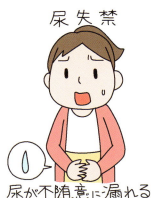

図1 蓄尿症状

排尿症状

年配の男性に多い症状です．特に重要なものを図2に示します．

- 尿勢低下：以前の状態や他人と比較すると尿の勢いが弱いという症状です．
- 排尿遅延：便器に向かって排尿準備ができているのに排尿が始まるまでに時間がかかるという症状です．
- 腹圧排尿：排尿開始時や，排尿途中に尿勢が弱くなるのを改善したり，勢いを維持するために力を入れなければいけない（怒責をかける）という症状です．

排尿後症状

排尿直後に見られる症状を図3に示します．

- 残尿感：排尿後に完全に膀胱が空になっていない感覚があるという症状です．残尿感と実際の残尿量は一致しないため，残尿測定が必要です．
- 排尿後尿滴下：排尿直後に不随意に尿が出てくるという症状です．男性では便器から離れた直後，女性では便器から立ち上がった後に生じます．

🌞 尿量の異常（図5）

- 多尿：1日尿量が40mL/kg以上の場合をいいます．体重60kgの人であれば，1日尿量が2,400mL以上で多尿となります．
- 夜間多尿：1日尿量のうちの夜間尿量が若年者で20％以上，高齢者では33％以上の場合をいいます．若年者であれば1日尿量が2,000mLで夜間尿量が400mL以上，高齢者であれば1日尿量が2,000mLで夜間尿量が660mL以上を夜間多尿であるといえます．

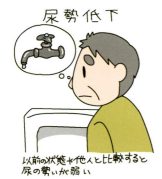
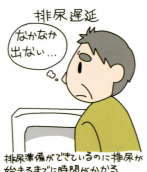
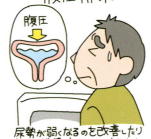

図2 排尿症状

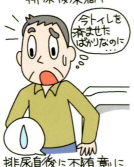

図3 排尿後症状

残尿とは（図4）

一般に50mL以上の残尿を病的残尿といい，臨床的には100mLを超える残尿がある場合は何らかの対処を必要とします[2]．残尿があると「頻尿」症状の原因にもなります．

```
本来の膀胱容量（500mL）－残尿（250mL）
＝実質的な膀胱容量は250mLしかない
  ⇨頻尿の原因になる
```

図4 膀胱容量と残尿

尿失禁の種類（図6）

尿失禁は，病態や原因によっていくつかのタイプに分けることができます（腹圧性尿失禁，切迫性尿失禁，混合性尿失禁，溢流性尿失禁，機能性尿失禁）．1つのタイプのみ生じる場合もあれば，いくつかのタイプが合併していることも少なくありません．治療法やケア方法はタイプによって異なります．対象者がどの失禁のタイプなのかを判断して適切な治療やケアの提供につなげていきます．

それぞれのタイプの特徴を見てみましょう．

腹圧性尿失禁（SUI：Stress Urinary Incontinence）

咳やくしゃみ，歩く，走る，階段の昇り降り，重い物を持つといった日常生活動作や，スポーツをしているときなど，なんらかの腹圧（ストレス）が加わったときに尿が漏れます．通常，就寝中などの安静時には腹圧がかからないため失禁しません．

女性の尿失禁では最も多いタイプで，加齢による骨盤底の脆弱化や分娩時の骨盤底の損傷などが原因で起こります[3]．男性の場合は，前立腺全摘術後などのような特殊な場合を除いてきわめてまれです．

切迫性尿失禁（UUI：Urgency Urinary Incontinence）

尿意切迫感と同時または直後に，我慢できずに失禁します．ドアノブ尿失禁（家に帰って玄関のドアを開けようとしたとき，トイレのドアノブに手をかけたときなどに我慢できずに尿が漏れる）や手洗い尿失禁（洗い物や歯磨きなどで冷たい水に触ったり，流水音を聞いたときに尿意切迫感とともに尿が漏れる）が典型的な症状です．

原因は脳血管障害などさまざまですが，加齢によって生じることが多いといわれています．40歳以上の女性であれば10人に1人は週に1回以上UUIがあるという調査結果もあります[3]．また，腹圧性尿失禁よりもQOLへの影響が大きいといわれています[3, 4]．

混合性尿失禁（MUI：Mixed Urinary Incontinence）

腹圧性尿失禁と切迫性尿失禁が混在している症状です．尿意切迫感だけではなく，運動時や労作時，咳，くしゃみなどに関連して尿が漏れる状態です．男性よりも女性に多いといわれています[3]．

溢流性尿失禁（OUI：Overflow Urinary Incontinence）

尿失禁の中で唯一，尿排出障害がベースにあるタイプです．尿が出せないため膀胱内に多量の残尿がある状態が続き，膀胱の容量を超えて尿があふれ出るとき（オーバーフロー状態）に尿が漏れます．

溢流性尿失禁がほかの尿失禁と決定的に異なるのは，放置しておくと上部尿路への影響が生じて生命の危機に至る可能性があるということです．そのため「漏れる」ことへの治療ではなく「出ない」ことへの治療が必要です．

残尿が多量にあるときに腹圧がかかると尿失禁が起こることがあるため，腹圧性尿失禁と誤解されやすいので注意が必要です．単純な腹圧性尿失禁の場合と違い，就寝時や安静臥床中も少量の尿漏れがあるのが特徴です．

原因は主に，①糖尿病や脳血管障害や骨盤内手術後など，膀胱の尿を押し出す力（排尿筋）の働きが弱くなったりすることで起こる排尿筋収縮不全と，②前立腺肥大症などで尿の通り道（尿道）が狭くなることで起こる下部尿路閉塞性疾患の2つがあります．

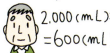

図5 尿量の異常

機能性尿失禁

ここでいう「機能」とは排尿機能ではありません．認知機能や身体機能など，下部尿路以外に障害が生じることによって尿失禁が生じる状態です．例えば，認知機能が低下することによってトイレの場所がわからずトイレ以外の場所で排尿してしまったり，下肢の筋力低下や麻痺があってトイレの場所まで移動できない場合などがあります．環境整備やケア用品の見直しを行うといった看護の力で改善が期待できるタイプです．

高齢者では全身の機能低下によって正常な排尿行動が障害されている場合が多いため，機能性尿失禁の要素が関与している可能性を常に考慮しましょう．

下部尿路症状とQOL

通常の生活の中では，排尿している時間よりも蓄尿している時間のほうが長いため，尿排出症状よりも蓄尿症状のほうがQOLへの影響が大きいといわれています[3]．例えば，頻尿によってトイレが近くなるために遠出ができないなどの理由で外出を制限してしまったり，失禁があるために他者と会うことを避けてしまう[5]など，社会的な問題が生じやすくなります．

下部尿路症状（LUTS）≠下部尿路障害（LUTD）

下部尿路症状（LUTS）は下部尿路障害（LUTD：lower urinary tract dysfunction）によって起こります．しかし，症状はあくまでも「愁訴＝患者の訴え」であり，実際に障害（LUTD）が起きているかどうかは検査をしてみないと判断できません．例えば，膀胱炎になるとLUTSのひとつである残尿感が出現しますが，膀胱壁に炎症が起こっているため残尿感が生じているだけで，検査をしても実際の残尿はありません．また神経因性膀胱などでは，残尿があっても残尿感としては認知していないことがあります．

このように，症状と障害は一致していないので，訴えの原因を客観的な検査で確認することが重要です．

引用・参考文献はp.152〜153を参照

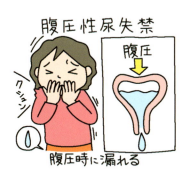
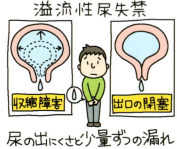
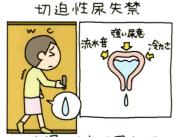
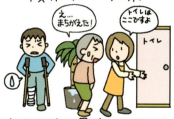
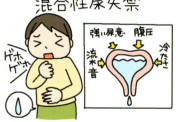

図6 尿失禁の種類

過活動膀胱（OAB：Over Active bladder）

不快な蓄尿症状の代表で尿意切迫感を必須症状とした症状症候群です．通常は頻尿と夜間頻尿を伴い，切迫性尿失禁を伴うこともありますが必須症状ではありません．失禁がなくても頻尿と尿意切迫感があればOABである可能性があります[6]．

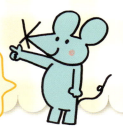

ここでは排尿機能障害におけるアセスメントを生活習慣や心理状況なども含めて解説します.

✪ 排尿機能障害のアセスメント（問診・アセスメント・排尿機能検査）

下部尿路症状の現れ方は人によってさまざまで，非常に多様な症状を呈します．理由として，自覚症状と実際の病態とが必ずしも一致しないこと，症状として表れている事象と，当事者（本人や家族，時にはスタッフ）が問題と感じていることが異なる場合もあること，下部尿路症状の程度や種類は患者さんをとりまく環境に大きく影響されることなどがあげられます．そのため，症状だけではなく生活習慣や心理状況などを含めた全人的なアセスメントを行います．

☀ アセスメントのポイント

下部尿路障害には治療効果があまり望めないものがありますし，治療効果があらわれるまでは下部尿路症状と付き合って生活していかなければなりません．そのため，患者さん自身が治療やケアによってどのような状態を希望しているのかについて確認し，患者さんのニーズを明確にしたうえでアセスメントし，ケア計画を立案していきます．

時間をかけて具体的に情報を得ることは，患者さんとの信頼関係構築の第一歩にもつながり，ケア目標に向かって患者さんとともに取り組むことができます．

☀ アセスメントの手順

まず情報収集によって，いつどのような症状が起きているのか自覚症状を評価・確認していきます．評価する過程の中で，問題となっている下部尿路症状を引き起こしている原因疾患や影響要因を探していきます．次に，診察や検査によって他覚的な所見と自覚症状を照らし合わせていきます（図1）．

ここでは，看護師が実施する情報収集と検査について説明します．

情報収集

まずは問題を明確にするために，念入りな問診や検査によって詳細な症状を確認します．最初に質問票を用いておおまかな症状を把握したあと，特に確認が必要な項目をピックアップして問診で詳細な情報を得るようにすると，効率的に情報収集できます．

1）質問票

一般的に下部尿路症状がある患者さんの特徴として

> ・羞恥心が強いため，はっきりとした症状を言わないことがある
> ・高齢者であることが多いため，言い忘れや言い間違いが多い
> ・排尿について他者と話す機会が少ないため，自分の症状が異常だと気がついていない
> ・患者自身が「加齢現象」だと受け止めてしまっているため，異常だと気がついていない

などがあります．そのため質問票を用いて間接的に情報を収集することで症状を正確に知る助けになります．また，治療効果の評価や重症度の判定もでき，患者さん自身にも治療前後のスコアを確認させることで治療意欲の維持や向上につながります．

●質問票の種類（表1）

質問票にはさまざまな種類がありますが，症状

情報収集
- 問診・質問票
  - 病歴聴取
  - 症状の評価
  - QOLの評価
- 排尿記録の確認

→ **診察**
- 視診
- 内診

→ **検査**
- 尿検査
- 残尿測定
- 超音波検査
- パッドテスト
- 尿流動態検査
- 内視鏡検査
- その他

図1 アセスメントの手順

（日本排尿機能学会女性下部尿路症状診療ガイドライン作成委員会編：女性下部尿路症状診療ガイドライン，p.54-76，リッチヒルメディカル，2013をもとに作成）

表1 質問票の種類

	質問票の種類	使用するタイミング	特徴
下部尿路症状を把握するもの	CLSS（主要下部尿路症状質問票，図2）[2]	初診時やどこに問題があるか診断が確定していない場合	複数の疾患を有する可能性がある場合に，必要な症状を聞き漏らさないように項目が設定されている
	IPSS（国際前立腺スコア，図3）[3]	尿の出にくさがある場合	本来は前立腺肥大症による尿排出障害の症状を評価するための質問票であるが，女性の失禁以外の排尿症状にも使用できる
	OABSS（過活動膀胱症状スコア，図4）[4]	頻尿や尿意切迫感がある場合	昼間頻尿，夜間頻尿，尿意切迫感，切迫性尿失禁の4項目をスコア化しているもので，過活動膀胱の診断，重症度，治療効果判定に用いることができる
	ICIQ-SF（尿失禁症状・QOL評価質問票，図5）[5]	尿失禁がある場合	尿失禁に特化した質問票で，尿失禁の症状を問う項目とQOLに関する項目がある
下部尿路症状がQOLにどのように影響しているかを評価するもの	KHQ（キング健康質問票，図6）[6]	下部尿路症状がQOLにどのように影響しているか評価する場合	尿失禁に特異的なQOL質問票であるが，過活動膀胱にも使用できる

そのものを把握するためのものと，排尿症状がQOLにどのように影響しているかを評価するためのものの2つに分けることができます．その中でもよく使われている質問票は以下のようなものです．それぞれの質問票は組み合わせて使用することもできます．

2）問診

排尿に問題を感じている患者さんにとって自分の排尿症状を他者に話すということは，相手が医療従事者とはいえ心理的な抵抗を感じるものです．正確な情報を得るためにも，問診する環境を整えることが非常に重要です．廊下や中待合室，大部屋といった他者がいる環境での問診は避けましょう．プライバシーや羞恥心に配慮された個室で，可能であれば仕切りもカーテンではなく扉のほうが声がもれにくくリラックスして話ができます．個室であったとしても医療従事者の往来が多いような環境での問診は避けるべきです．

● 問診の方法

事前に記入してもらった質問票をもとに，病歴・症状・QOLについて問診していきます．具体的な内容は以下のとおりです．患者さんは複数の症状や発症時期などを混同して表現することがあるので，情報の整理をしつつ聴取していきます．

● 病歴聴取（表2）

現病歴とともに既往歴，服薬歴を確認し，排尿に影響がある病歴の有無を聴取します．その際に，排尿障害にどのように対処しているかも確認します．飲水制限によって濃縮尿が膀胱壁を刺激して頻尿が悪化したり，早めにトイレに行くことで膀胱容量が少なくなる悪循環になっていたり，対処方法が症状に影響していることもあるからです．また，失禁がある場合はパッドを使用しているかどうか，そのパッドの吸収量と汚染具合を確認することによって失禁量を推測することもできます．

① 排尿症状の評価（表3）

排尿状況として尿意の有無，尿意切迫感の有無，排尿時痛の有無，排尿時の姿勢，腹圧排尿の有無など，質問票で異常があった箇所についての具体的な量や時間などを詳細に確認していきます．

また，排尿障害は認知機能や身体機能などの全身状態，生活環境などに影響されます．機能性尿

主要下部尿路症状質問票　ID＿＿＿＿＿＿　お名前＿＿＿＿＿＿＿＿
年齢＿＿＿＿歳　性別＿＿男　女

この1週間の状態にあてはまる回答を1つだけ選んで，数字に○をつけて下さい。

何回くらい，尿をしましたか					
1	朝起きてから寝るまで	0 7回以下	1 8～9回	2 10～14回	3 15回以上
2	夜寝ている間	0 0回	1 1回	2 2～3回	3 4回以上

以下の症状が，どれくらいの頻度でありましたか

		なし	たまに	時々	いつも
3	我慢できないくらい，尿がしたくなる	0	1	2	3
4	我慢できずに，尿がもれる	0	1	2	3
5	セキ・クシャミ・運動の時に，尿がもれる	0	1	2	3
6	尿の勢いが弱い	0	1	2	3
7	尿をするときに，お腹に力を入れる	0	1	2	3
8	尿をした後に，まだ残っている感じがする	0	1	2	3
9	膀胱（下腹部）に痛みがある	0	1	2	3
10	尿道に痛みがある	0	1	2	3

1から10の症状のうち，困る症状を3つ以内で選んで番号に丸をつけてください

1	2	3	4	5	6	7	8	9	10	0該当なし

上で選んだ症状のうち，もっとも困る症状の番号に丸をつけてください（1つだけ）

1	2	3	4	5	6	7	8	9	10	0該当なし

現在の排尿の状態がこのまま変わらずに続くとしたら，どう思いますか？

0	1	2	3	4	5	6
とても満足	満足	やや満足	どちらでもない	気が重い	いやだ	とてもいやだ

図2 CLSS

（日本排尿機能学会男性下部尿路症状診療ガイドライン作成委員会編：男性下部尿路症状診療ガイドライン，p.44，ブラックウェルパブリッシング，2008）

どれくらいの割合で次のような症状がありましたか	全くない	5回に1回の割合より少ない	2回に1回の割合より少ない	2回に1回の割合くらい	2回に1回の割合より多い	ほとんどいつも
この1か月の間に，尿をしたあとにまだ尿が残っている感じがありましたか	0	1	2	3	4	5
この1か月の間に，尿をしてから2時間以内にもう一度しなくてはならないことがありましたか	0	1	2	3	4	5
この1か月の間に，尿をしている間に尿が何度もとぎれることがありましたか	0	1	2	3	4	5
この1か月の間に，尿を我慢するのが難しいことがありましたか	0	1	2	3	4	5
この1か月の間に，尿の勢いが弱いことがありましたか	0	1	2	3	4	5
この1か月の間に，尿をし始めるためにお腹に力を入れることがありましたか	0	1	2	3	4	5
	0回	1回	2回	3回	4回	5回以上
この1か月の間に，夜寝てから朝起きるまでに，ふつう何回尿をするために起きましたか	0	1	2	3	4	5

IPSS＿＿＿＿＿＿点

	とても満足	満足	ほぼ満足	なんともいえない	やや不満	いやだ	とてもいやだ
現在の尿の状態がこのまま変わらずに続くとしたら，どう思いますか	0	1	2	3	4	5	6

QOLスコア＿＿＿＿＿＿点

IPSS重症度：軽症（0～7点），中等症（8～19点），重症（20～35点）
QOL重症度：軽症（0，1点），中等症（2，3，4点），重症（5，6点）

図3 IPSS

（日本排尿機能学会男性下部尿路症状診療ガイドライン作成委員会編：男性下部尿路症状診療ガイドライン，p.40，ブラックウェルパブリッシング，2008）

以下の症状がどれくらいの頻度でありましたか。この1週間のあなたの状態に最も近いものを，ひとつだけ選んで，点数の数字を○で囲んでください。

質問	症状	点数	頻度
1	朝起きた時から寝る時までに，何回くらい尿をしましたか	0	7回以下
		1	8～14回
		2	15回以上
2	夜寝てから朝起きるまでに，何回くらい尿をするために起きましたか	0	0回
		1	1回
		2	2回
		3	3回以上
3	急に尿がしたくなり，我慢が難しいことがありましたか	0	なし
		1	週に1回より少ない
		2	週に1回以上
		3	1日に1回くらい
		4	1日2～4回
		5	1日5回以上
4	急に尿がしたくなり，我慢できずに尿をもらすことがありましたか	0	なし
		1	週に1回より少ない
		2	週に1回以上
		3	1日1回くらい
		4	1日2～4回
		5	1日5回以上
合計点数			点

過活動膀胱の診断基準　尿意切迫感スコア（質問3）が2点以上かつOABSS合計スコアが3点以上
過活動膀胱の重症度判定　OABSS合計スコア
軽症：5点以下
中等症：6～11点
重症：12点以上

図4 OABSS

（日本排尿機能学会過活動膀胱診療ガイドライン作成委員会編：過活動膀胱診療ガイドライン，第2版，p.105，リッチヒルメディカル，2015）

1. どれくらいの頻度で尿が漏れますか？（ひとつの□をチェック）

- □ なし [0]
- □ おおよそ1週間に1回あるいはそれ以下 [1]
- □ 1週間に2～3回 [2]
- □ おおよそ1日に1回 [3]
- □ 1日に数回 [4]
- □ 常に [5]

2. あなたはどれくらいの量の尿漏れがあると思いますか？
（あてものを使う使わないにかかわらず，通常はどれくらいの尿漏れがありますか？）

- □ なし [0]
- □ 少量 [2]
- □ 中等量 [4]
- □ 多量 [6]

3. 全体として，あなたの毎日の生活は尿漏れのためにどれくらいそこなわれていますか？

0　1　2　3　4　5　6　7　8　9　10
まったくない　　　　　　　　　　非常に

4. どんな時に尿が漏れますか？（あなたにあてはまるものすべてをチェックしてください）

- □ なし：尿漏れはない
- □ トイレにたどりつく前に漏れる
- □ 咳やくしゃみをした時に漏れる
- □ 眠っている間に漏れる
- □ 体を動かしている間や運動している時に漏れる
- □ 排尿を終えて服を着た時に漏れる
- □ 理由がわからずに漏れる
- □ 常に漏れている

2001年第2回International Consultation on Incontinenceにて作成，推奨された尿失禁の症状・QOL質問票。尿失禁における自覚症状・QOL評価質問票として，質問1～3までの点数を合計して，0～21点で評価する。点数が高いほど重症となる。

図5 ICIQ-SF

（後藤百万ほか：尿失禁の症状QOL質問票―スコア化ICIQ-SF（International Consultation on Incontinence-Questionnaire：short form），日本神経因性膀胱学会誌 12：230，2001）

これらの質問に答える際は，この2週間のあなたの状態を思い起こしてください。

Q1：あなたの今の全般的な健康状態はいかがですか	1つだけ選んで下さい
とても良い	□ 1
良い	□ 2
良くも悪くもない	□ 3
悪い	□ 4
とても悪い	□ 5

Q2：排尿の問題のために，生活にどのくらい影響がありますか	1つだけ選んで下さい
全くない	□ 1
少しある	□ 2
ある（中くらい）	□ 3
とてもある	□ 4

以下にあげてあるのは，日常の活動のうち排尿の問題から影響を受けやすいものです。排尿の問題のために，日常生活にどのくらい影響がありますか。
すべての質問に答えて下さい。この2週間の状態についてお答え下さい。あなたにあてはまる答えを選んで下さい。

■仕事・家事の制限		全くない	少し	中くらい	とても
Q3a：排尿の問題のために，家庭の仕事（掃除，買物，電球の交換などちょっとした修繕など）をするのに影響がありますか？		□ 1	□ 2	□ 3	□ 4
Q3b：排尿の問題のために，仕事や自宅外での日常的な活動に影響がありますか？		□ 1	□ 2	□ 3	□ 4

■身体的・社会的活動の制限		全くない	少し	中くらい	とても
Q4a：排尿の問題のために，散歩・走る・スポーツ・体操などのからだを動かしてすることに影響がありますか？		□ 1	□ 2	□ 3	□ 4
Q4b：排尿の問題のために，バス，車，電車，飛行機などを利用するのに影響がありますか？		□ 1	□ 2	□ 3	□ 4
Q4c：排尿の問題のために，世間的なつき合いに影響がありますか？		□ 1	□ 2	□ 3	□ 4
Q4d：排尿の問題のために，友人に会ったり，訪ねたりするのに影響がありますか？		□ 1	□ 2	□ 3	□ 4

■個人的な人間関係		全くない	少し	中くらい	とても
Q5a：排尿の問題のために，伴侶・パートナーとの関係に影響がありますか？	□ 0 伴侶・パートナーがいないため，答えられない	□ 1	□ 2	□ 3	□ 4
Q5b：排尿の問題のために，性生活に影響がありますか？	□ 0 性生活がないため答えられない	□ 1	□ 2	□ 3	□ 4
Q5c：排尿の問題のために，家族との生活に影響がありますか？	□ 0 家族がいないため，答えられない	□ 1	□ 2	□ 3	□ 4

■心の問題		全くない	少し	中くらい	とても
Q6a：排尿の問題のために，気が落ち込むことがありますか？		□ 1	□ 2	□ 3	□ 4
Q6b：排尿の問題のために，不安を感じたり神経質になることがありますか？		□ 1	□ 2	□ 3	□ 4
Q6c：排尿の問題のために，情けなくなることがありますか？		□ 1	□ 2	□ 3	□ 4

■睡眠・活力（エネルギー）		全くない	時々ある	よくある	いつもある
Q7a：排尿の問題のために，睡眠に影響がありますか？		□ 1	□ 2	□ 3	□ 4
Q7b：排尿の問題のために，疲れを感じることがありますか？		□ 1	□ 2	□ 3	□ 4

■自覚的重症度　以下のようなことがありますか？		全くない	時々ある	よくある	いつもある
Q8a：尿パッドを使いますか？		□ 1	□ 2	□ 3	□ 4
Q8b：水分をどのくらいとるか注意しますか？		□ 1	□ 2	□ 3	□ 4
Q8c：下着がぬれたので取り替えなければならないですか？		□ 1	□ 2	□ 3	□ 4
Q8d：臭いがしたらどうしようかと心配ですか？		□ 1	□ 2	□ 3	□ 4
Q8e：排尿の問題のために恥ずかしい思いをしますか？		□ 1	□ 2	□ 3	□ 4

1. 全般的健康感
   スコア＝（Q1のスコア−1）/4×100
2. 生活への影響
   スコア＝（Q2のスコア−1）/3×100
3. 仕事・家事の制限
   スコア＝（Q3a＋3bのスコア−2）/6×100
4. 身体的活動の制限
   スコア＝（Q4a＋4bのスコア−2）/6×100
5. 社会的活動の制限
   スコア＝（Q4c＋4d＋5cのスコア−3）/9×100*
   *5cのスコアが≧1の場合
   もしQ5cのスコアが0の場合は
   （Q4c＋4d＋5cのスコア−2）/6×100
6. 個人的な人間関係
   スコア＝（Q5a＋5b−2）/6×100**
   **Q5a＋5b≧2の場合
   もしQ5a＋5b＝1の場合は
   （Q5a＋5bのスコア−1）/3×100
   もしQ5a＋5b＝0の場合は欠損値（不適用）として扱う
7. 心の問題
   スコア＝（Q6a＋6b＋6cのスコア−3）/9×100
8. 睡眠・活力
   スコア＝（Q7a＋7bのスコア−2）/6×100
9. 重症度評価
   スコア＝（Q8a＋8b＋8c＋8d＋8eのスコア−5）/15×100

●KHQ日本語版による各領域のスコア計算方法
上記の計算により，各領域について0〜100のスコアで評価する（スコアが高いほど，QOL障害が高度）。

図6 KHQ

（本間之夫ほか：尿失禁QOL質問票の日本語版の作成．日本神経因性膀胱学会誌10(2)：236，1999）

表2　病歴聴取の内容

既往歴	既往歴：前立腺疾患，分娩歴，脳血管障害，糖尿病，手術（婦人科手術，泌尿器手術，直腸手術），放射線照射歴など
服薬歴	排尿に影響する薬剤（抗アレルギー薬や降圧剤，向精神薬，筋弛緩薬，前立腺治療薬，交感神経刺激薬など）
現病歴	発症時期，随伴症状，活動や姿勢と失禁の関連性，失禁の量（1回量，1日量を具体的に），対処方法（パッドの種類と使用状況，飲水制限の有無，予防的頻尿，外出制限，その他の対処方法）

・日本排尿機能学会女性下部尿路症状診療ガイドライン作成委員会編：女性下部尿路症状診療ガイドライン，p.54-76，リッチヒルメディカル，2013
・日本排尿機能学会男性下部尿路症状診療ガイドライン作成委員会編：男性下部尿路症状診療ガイドライン，p.44，ブラックウェルパブリッシング，2008
・日本排尿機能学会過活動膀胱診療ガイドライン作成委員会編：過活動膀胱診療ガイドライン，第2版，p.102-112，リッチヒルメディカル，2015
上記の文献をもとに作成

表3　直接確認が必要な排尿症状の項目

排尿状況	1回尿量，具体的な排尿回数（日中と夜間），尿意の有無，尿勢，残尿感，排尿困難感，排尿時の姿勢，尿の性状（色や臭気）排尿時痛 その他，排尿症状のタイプ別に特徴的な症状の有無
全身状態	認知機能：家族などからの聴取，実際の受け答え 四肢の運動機能：実際に診察室までの歩行状況や衣類の脱着の様子，実際の排尿の様子
その他の要因	BMI，最近の体重の増減，生活環境（家屋やトイレの状況），食事，飲水量飲水内容（利尿効果のある飲料の嗜好），排便状況，心理的ストレスなどの精神状況 女性特有のもの：月経の状況，骨盤臓器脱症状の有無 男性特有のもの：前立腺疾患による症状の有無

・日本排尿機能学会女性下部尿路症状診療ガイドライン作成委員会編：女性下部尿路症状診療ガイドライン，p.54-76，リッチヒルメディカル，2013
・日本排尿機能学会男性下部尿路症状診療ガイドライン作成委員会編：男性下部尿路症状診療ガイドライン，p.44，ブラックウェルパブリッシング，2008
・日本排尿機能学会過活動膀胱診療ガイドライン作成委員会編：過活動膀胱診療ガイドライン，第2版，p.102-112，リッチヒルメディカル，2015
上記の文献をもとに作成

失禁の可能性も考慮しつつ，実際の受け答えや動作も観察して評価します．可能であれば，トイレまでの歩行や衣類の脱着など実際の排尿動作を確認しましょう．そのほかに，肥満である人は失禁が起こりやすくなりますし，多飲多尿によって頻尿になっている人もいます．さらに，精神的ストレスや生活リズムが排尿症状に影響していることがあります．これらの状況を総合的に評価していきます．

②QOLの評価

QOL調査票にもとづいて，具体的に困ったエピソードや排尿障害に対しての認識を確認していきます．現病歴を聴取する際に排尿障害への対処法を確認しますが，その対処法をとる理由を知ることによって，患者さんがどのくらい排尿障害を気に病んでいるのか，そして具体的にどのように生活に支障をきたしていて，どのような生活を望んでいるのかを知ることができます．

3）排尿日誌

問診から得た情報と照らし合わせることによって，患者さんの主観的な訴えと客観的な事実にずれがないかを確認することができます．排尿日誌を読み解くことで症状を整理でき，生活リズムと排尿パターンの関連性を見出すことができます．その結果を生活指導の参考にしたり，排尿誘導のタイミングの決定に活用します．さらには患者さ

患者さんの苦悩を知る姿勢を忘れない

下部尿路症状によって直面している苦悩を踏まえたうえで，その症状が日常の活動性や社会的役割，セクシュアリティな問題，心理面にどのような影響を与えていて，どの程度の困り具合であるのかなどを確認します．患者さん自身にこれまでの生活上の苦労や心情を語ってもらうことによってカタルシス効果を得ることも期待できます．

ん自身がセルフモニタリングできることで生活習慣の改善につながったり，治療意欲が維持できるなど，排尿日誌をつけることで情報を得る以外の効果も期待できます．

●**排尿日誌のつけ方（表4）**
①最低24時間，できれば3日間の観察と記録をつけます．
②項目は特に決まっていませんが，少なくとも必要な項目として，排尿があった時刻，1回排尿量，失禁の有無や失禁量が必要です．排尿量を知るために起床と就寝時間も記録します[7)]．頻尿があれば尿意切迫感の有無や残尿感の有無，残尿測定の結果，多尿であれば飲水量などを記録します．

視診

内診台または診察台やベッドで患者さんの陰部を観察します．観察内容には尿道過可動・骨盤臓器脱・陰部皮膚障害の有無があります[1)]．患者さんがリラックスした状態で検査を受けられるよう，羞恥心に配慮した環境と対応を心掛けましょう．

- **尿道過可動の有無**：尿を我慢した状態で截石位となり咳や怒責をかけてもらいます．尿の漏出や尿道が下垂する様子がないかを確認します．
- **骨盤臓器脱の有無**：腹圧をかけてもらい 膣口からの性器脱出や膀胱瘤，直腸瘤がないかを観察します．
- **陰部皮膚障害の有無**：失禁による発赤やびらん，真菌感染症状などが起きていないかを観察します．本人の自覚症状として瘙痒感や疼痛の有無も同時に確認します．

表4 排尿日誌の記入法とアセスメント例

記入してある内容だけではなく，記入できるだけの認知力や，治療への意欲があるのかということも観察できます．

| 【開始】起床時間　　7：30　　の排尿から |
| 【終了】24時間後　　7：30　　までを記入してください． |

残尿量と残尿感を記録します．多尿があれば飲水量も記録します．

時間	排尿量	失禁	尿意切迫感	排便（性状）	備考（飲水量，食事内容，残尿量など）
7：30	50		○		起床
8：00	30		○		朝食
9：00	100			○	デイサービス
		○			
12：00	180	○			
12：30	70				昼食
14：00	160	○			
16：50	80				

尿意の有無に関係なくトイレに行く，尿器をあてる，おむつ交換などの排尿行為を行った時刻を記録します．

生活リズムと排尿状態の関連性を確認します．

1回尿量（自力で出た尿量）と失禁の関係性から膀胱容量を推測します．この事例の場合，150mL以上の排尿があるときに失禁しています．

19:30	160	○			
20:30	170				睡眠薬内服，就寝
22:00	100				
0:30	200	○			
4:00	200	○			
5:00	70		○		
7:00	100				

> 失禁量も分かれば記入してもらいます（パッドの重さ，パッドの汚染量）．

> 就寝後～起床までに4回の排尿があるため夜間頻尿です．

1日尿回数（　16　）回／日
1日尿量（　1950　）mL／日

> 体重60kgの高齢者の事例とすると，1日の尿量は正常（2400mL／日以上で多尿）ですが，夜間尿量は670mL（1日尿量の34％）なので夜間多尿です．

（一般社団法人日本創傷・オストミー・失禁管理学会編：平成28年度診療報酬改定「排尿自立指導料」に関する手引き．p.39，照林社，2016をもとに作成）

内診

看護師の指を患者さんの膣に挿入し，骨盤底筋群の収縮を評価したり骨盤内臓器脱の有無を確認します．骨盤底筋群の評価方法としては，内診時に検者の指をしめつける強さを数値化したオックスフォードスケールがあります（**表5**）．

検査

排尿症状を起こす原因は多岐にわたっています．原因に対処していくために必要な検査である，検尿，残尿測定，パッドテスト，尿流量測定を解説します．

●検尿

基本的にすべての症例で最初に実施する検査です．膀胱炎や膀胱結石，膀胱腫瘍などが頻尿や残尿感を引き起こしている場合は，その疾患に対する治療が必要になります．そのため，最初にこれらの疾患を除外しておく必要があります．

表5 オックスフォードスケール

0…まったく収縮しない

1…わずかに膣が動く

2…弱いが収縮は可能

3…収縮は可能で骨盤底が挙上する

4…良好に収縮し抵抗を加えても収縮できる

5…指に吸い付くような強い収縮

● 残尿測定

　頻尿や失禁などがある場合もその原因は残尿の場合があります．残尿は生命にかかわる病態につながることもあるため，排尿障害のある患者さんは残尿の有無を検査すべきです．超音波を用いた検査であれば侵襲度が低いですし，操作が簡便な残尿測定に特化した機器もあります（図7）．排尿後の残尿が50mL以上の場合，病的残尿となります．

膀胱用超音波画像診断装置
ブラダースキャンシステム
BVI6100
（写真提供：シスメックス）

膀胱用超音波画像診断装置
リリアム®-α-200
（写真提供：株式会社リリアム大塚）

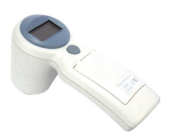
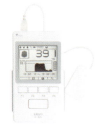

図7　膀胱用超音波画像診断装置

前立腺肥大症，過活動膀胱，神経因性膀胱の患者に使用した場合，「超音波による残尿測定」として月に2回に限り診療報酬55点が算定できます．

```
0分     開始    午前・午後    時    分
        パッド装着  500mLの水を15分以内で飲み終える
        イスまたはベッド上で安静
15分    歩行を30分間続ける
45分    階段の昇り降り1階分              1回
        イスに座る，立ち上がる          10回
        強く咳込む                      10回
        1か所を走り回る                 1分間
        床上の物を腰をかがめて拾う動作をする  5回
        流水で手を洗う                  1分間
60分    終了
        開始前のパッドの重量    A＝       g
        終了後のパッドの重量    B＝       g
        失禁量          B－A＝           g

失禁量が     2g以下⇒正常
             2.1〜5g⇒軽度
             5.1〜10g⇒中等度
             10.1〜50g⇒高度
             50.1g以上⇒極めて高度な尿失禁あり
```

図8　パッドテスト

「尿失禁定量テスト」として診療報酬100点が算定できます．

● パッドテスト（図8）[8]

　尿失禁の重症度を客観的に判断する指標となります．日常生活の中で行う24時間法と，1時間で決められた動作をこなす1時間法があります．テスト前に新しいパッドをつけ，検査後のパッドの重さをはかることで失禁量を測定します．

● 尿流量測定（図9）

　便器型の測定機に排尿するだけで，非侵襲的に尿の勢い（尿流率）と1回排尿量，1回の排尿にかかった時間を測定することができます．その結果から，腹圧排尿の有無などが分かります．

引用・参考文献はp.153を参照

フロースカイ（写真提供：TOTO）

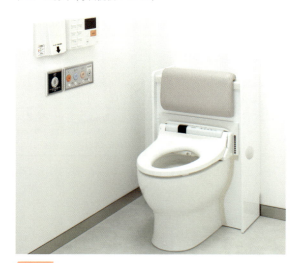

図9　トイレ一体型の尿流量測定装置

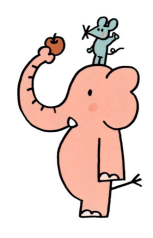

2 排便機能障害

ここでは便がどのようにつくられて，排便にいたるのかについて解説します．

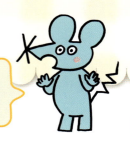

✱ 排便機能障害の病態・生理

　排便機能障害には，便秘や排便困難，残便感，頻便，下痢，便失禁など多くの症状があります．これらは，正常な排便機能の一部，またはいくつかの機能の異常によって引き起こされます．そこで，まずはじめに，便はどのようにつくられ，出されているのか，正常な排便のメカニズムについて理解しておく必要があります．

◎ 便ができるまで

①食道から胃
　口から入った食べ物は，約30～60秒（液体は1～6秒）で，食道を通過して胃へ送られます．

②胃
　胃に入った食物は約3～6時間胃内にとどまります．胃では胃酸により食物中の細菌を減少させ，タンパク質や脂質の分解が行われます．

③小腸（十二指腸・空腸・回腸）
　小腸は約6.5～7mで，小腸に送られた食物は栄養素と水分のほとんどが吸収され液状になります．

④大腸（上行結腸・横行結腸・下行結腸，S状結腸）
　液状になった食べ物のカスは，約1.7mの大腸内をゆっくりと移動している間に腸内細菌によって分解されます．水分はさらに吸収され，S状結腸で徐々に固形化され便がつくられます．

◎ 排便時のメカニズム（図1）

　排便は反射的な内肛門括約筋の弛緩と，意識的な腹筋収縮および外肛門括約筋の弛緩によって起こります．
　直腸に便が到達すると，①腸壁の伸展と直腸内圧が上昇します．直腸壁の伸展刺激が骨盤神経を介して，②仙髄にある下位排便中枢に伝わります．さらに，③延髄，視床下部を経て大脳皮質に伝達され，④便意を知覚します．便意が生じると，⑤骨盤神経を介して反射的に内肛門括約筋が弛緩します．そして，⑥直腸の蠕動運動，⑦陰部神経を介した意識的な外肛門括約筋の弛緩により，便が体外に排出されます．

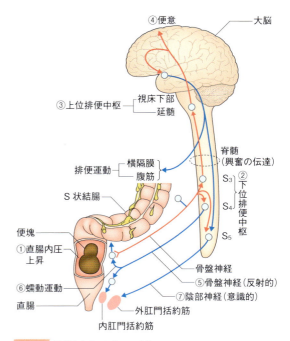

図1 排便時のメカニズム

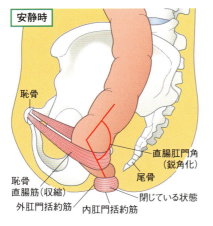 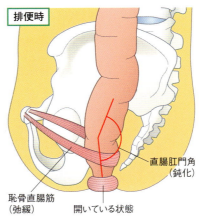

図2 排便時の直腸肛門部の筋肉の動き

表1 便秘の分類と原因

機能性便秘	a) 弛緩性便秘：大腸の蠕動が低下している　　⇒通過時間遅延型便秘 b) けいれん性便秘：腸管のけいれん性収縮により肛門側へ便が送られない 　　　　　　　　　　　　　　　　　　　　　　⇒正常通過時間型便秘 c) 直腸性便秘：直腸での排便反射が弱くなっている　⇒排出困難型便秘
器質性便秘	大腸がんや炎症，癒着などによる大腸の障害（閉塞や狭窄）がある
症候性便秘	内分泌疾患や膠原病，脊髄損傷，糖尿病などの疾患がある
薬剤性便秘	抗コリン薬やオピオイドの使用により腸管が弛緩している

排便時の直腸肛門部の筋肉の動き（図2）

　直腸と肛門管の境界部では肛門挙筋の1つである恥骨直腸筋によって恥骨側に直腸が牽引され，直腸と肛門管の境界部にはある角度が形成されています．この角度を「直腸肛門角」と呼びます．排便が可能な状態で腹圧がかかると，内・外肛門括約筋と恥骨直腸筋が反射的に弛緩し直腸肛門角も鈍化するため，直腸が直線化し排便をスムーズに行うことができます．

サンプリング機能

　肛門部分は知覚があるため内容物の性状（固形便，液状便，ガスなど）を識別することができます．排便に適さない状況では，外肛門括約筋・恥骨直腸筋の随意収縮により便を保持，便意調整を行います．

便秘の病態・生理

　便秘はその成因から機能性便秘，器質性便秘，症候性便秘，薬剤性便秘に分類されます．さらに機能性便秘は弛緩性，けいれん性，直腸性に分類できます（**表1**）．

表2 下痢の病態分類

分類	原因	病態
浸透圧性下痢	下剤乱用，アルコール多飲	腸管内の多量の高浸透圧性物質が，水を腸管内に引き込む
分泌性下痢	食中毒（黄色ブドウ球菌，病原菌大腸菌）	消化管粘膜の分泌の異常亢進
滲出性下痢	炎症性腸疾患（クローン病，潰瘍性大腸炎）	腸の炎症により腸管壁の透過性が亢進し，多量の滲出液が腸管内に出る．しばしば血性下痢となる
腸管運動異常性下痢	運動亢進（過敏性腸症候群，甲状腺機能亢進症）	急速に腸管内を通過することによる吸収障害
	運動低下（糖尿病，アミロイドーシス，強皮症）	細菌の異常増殖が胆汁酸の脱抱合をまねき，脂肪や水の吸収障害を起こす

表3 便失禁の病態と原因

病態	原因
特発性肛門括約筋不全	加齢による内外肛門括約筋機能低下
外傷性肛門括約筋不全	分娩外傷，肛門手術（痔瘻，裂肛），直腸がん手術（ISR）肛門外傷（転落・交通事故など）
神経原性肛門括約筋不全（陰部神経，自律神経，脊髄神経）	分娩時の陰部神経障害，直腸がん手術（LAR）による自律神経損傷，糖尿病による自律神経障害，脊髄障害（脊髄損傷，脊髄腫瘍，二分脊椎，髄膜瘤など）
先天性直腸肛門疾患	鎖肛術後，ヒルシュスプリング病術後など
後天性直腸肛門疾患	直腸脱，直腸瘤，直腸重積など
便意感覚異常	多発性硬化症，認知症，脳梗塞，糖尿病など
直腸リザーバー機能不全	直腸癌手術（LAR），潰瘍性大腸炎手術（大腸全摘），放射線照射，炎症性腸疾患（クローン病の直腸病変など）
便通異常（慢性下痢症など）	過敏性腸症候群，炎症性腸疾患，胆嚢摘出術後，コラーゲン性腸炎，機能性下痢，下剤服用後の下痢など
溢流性便失禁	糞便塞栓，小児遺糞症

ISR：肛門括約筋間直腸切除術　　LAR：低位前方切除術

下痢の病態・生理

下痢は病態別には，浸透圧性下痢，分泌性下痢，滲出性下痢，腸管運動異常性下痢に分類されます（**表2**）．

便失禁の病態・生理

便失禁の要因には肛門括約筋不全，直腸の感覚や容量，コンプライアンスの低下，便の性状，直腸肛門の神経支配異常，中枢神経系における便意の知覚障害などがあります（**表3**）．患者さん個々によってさまざまな要因が関与しています．明らかな原因を特定できない場合は特発性便失禁と呼ばれ，高齢者に多くみられます．

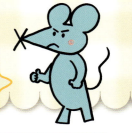

ここでは排便機能障害の症状にはどのようなものがあるのか解説します．

★ 排便機能障害の症状

排便機能障害の主な症状には，便秘，下痢，便失禁があります．排便の状況を正確に把握することは難しいため，患者さんと医療者の共通言語として便性状をわかりやすくとらえたブリストル便性状スケールを用いるとよいでしょう（**図1**）．

◎ 便秘とは

明確な定義はありませんが，一般的には「3日以上排便がない状態，または毎日排便があっても残便感がある状態」とされています．また，硬便，残便感，閉塞感などの便排出困難が頻繁に起こる場合も便秘とみなされます（**表1**）．

大腸通過時間遅延型便秘

主に若い女性で思春期に発症しやすく，排便回数が少ない（週に1回以下）ことが特徴です．便意をあまり感じず，下剤を服用しないと便が出ない状態が多くみられます．高齢者の便秘の多くもこのタイプです．

大腸通過時間正常型便秘

便の性状は，コロコロ便，兎糞便などの硬便です．排便困難感，便秘と下痢が交互に起こる，腹部膨満感や腹痛，不快感などの自覚症状がみられます．

排出障害型便秘

大きく硬い便塊の通過や肛門裂創，痔核からの疼痛回避などにより排便を我慢することが原因と考えられます．「いきんでも出ない」「残便感がある」などの排出困難を訴えるとともに，摘便や膣の用指圧迫により便を排出させていることがあります．

◎ 嵌入便

大腸通過遅延型便秘によって硬くなった糞便が直腸内に蓄積されたまま，排便ができなくなってしまう状態です．便意が不明または曖昧，伝えられない，慢性的に直腸内に便があるため便意を感じなくなるなどが原因として考えられます．

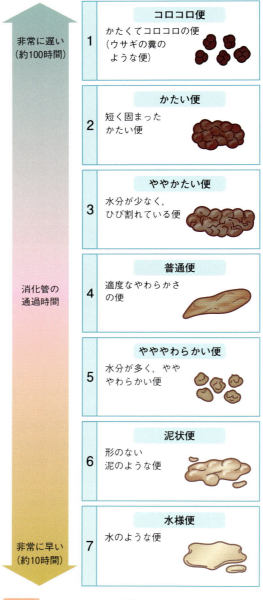

図1 ブリストル便性状スケール

表1 Rome Ⅳによる機能性便秘の診断基準

1. 次のうち2つ以上を含む
   a. 努責が排便時の少なくとも25%
   b. 硬便が排便時の少なくとも25%
   c. 残便感が排便時の少なくとも25%
   d. 直腸肛門の閉塞感が排便時の少なくとも25%
   e. 用指的補助が排便時の少なくとも25%（摘便，骨盤底の支持）
   f. 1週間に排便が3回未満
2. 下剤を服用しないと軟便（下痢）は稀である
3. 過敏性腸症候群の診断基準を満たさない

なお，少なくとも診断の6か月以上前から症状があり，最近3か月間は上記の基準を満たしていること

表2 下痢の臨床分類

分類			原因
急性下痢症	薬剤性		下剤，抗菌薬，抗がん薬等
	感染性腸炎	細菌感染	サルモネラ菌，赤痢菌，カンピロバクター，クロストリジウム，病原性大腸菌，黄色ブドウ球菌等
		ウイルス感染	ノロウイルス，ロタウイルス，アストロウイルス，アデノウイルス等
		原性動物感染	赤痢アメーバ等
慢性下痢症	過敏性腸症候群		食事やストレスなどの刺激に対する腸管運動異常と腸管の知覚過敏によって生じる．中枢神経系と腸管神経系は自律神経を介して密接に結びついており，心理的要因が腸管に影響を与える（脳腸相関）．
	炎症性腸疾患	潰瘍性大腸炎	原因不明
		クローン病	
	吸収不良症候群		乳糖不耐症，慢性膵炎，短腸症候群，輸入脚症候群
	生活習慣による下痢		下剤乱用，アルコール，肉類・脂肪分の過食
	腸管外器質的疾患による下痢		甲状腺機能亢進症，糖尿病，アミロイドーシス，強皮症，カルチノイド等

（山名哲郎：下痢．WOC Nursing 3（8）：66, 2015. より引用，一部改変）

嵌入便になると，排便は全くないか，便塊の隙間をつたって水様性の便が少量ずつ排出されることがあります．そのため，下痢と誤認されることもあり，肛門内の指診で確認する必要があります．

下痢とは

下痢は，排便回数にかかわらず1日の便重量（水分含有量）が200mL以上である状態と定義されていることが多いです．臨床現場では，1日3回以上の相当量の水様便がある状態と考えてよいでしょう．また，急性下痢症と慢性下痢症に分類することができます（表2）．

急性下痢症は突然に発症し，感染性腸炎や薬剤が原因となります．慢性下痢症は1か月以上持続し，過敏性腸症候群，炎症性腸疾患，生活習慣などが原因となります．近年，過敏性腸症候群や炎症性腸疾患が原因となる慢性下痢症が増加傾向にあります．

便秘に対する下剤の効果で，排泄された便が水様であると「下痢」と評価されることがあります．下剤の投与後24時間以内であれば「反応便」と判断しましょう．

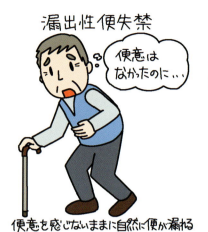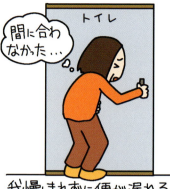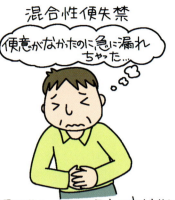

図2　便失禁

下痢に伴う症状

下痢になると体内から水分が過剰に排出されるため，脱水症になる危険性があります．排出された水分には電解質が含まれているため，持続する場合は電解質異常に陥ることもあります．

口渇，排尿回数減少，倦怠感，脱力感，立ち眩み，頭痛，食欲低下などの訴えや，皮膚・粘膜の乾燥，尿量減少，体重減少率，頻脈・不整脈，血圧低下など全身状態に注意する必要があります．

下痢が長期間持続する場合は，腸管からのカリウム喪失により低カリウム血症を引き起こし，心筋へ影響が及ぶと重篤になります．胸部不快感，動悸，不整脈など異常の早期発見に努めることが重要です．

便失禁とは（図2）

無意識にまたは自分の意思に反して肛門から便が漏れる症状と定義されます．

漏出性便失禁

便意を感じないままに自然に便が漏れてしまう症状です．高齢者や直腸脱の患者さんに多くみられます．便の性状が軟便である人に多くみられますが，兎糞便でも起こります．

切迫性便失禁

我慢しきれずに便が漏れてしまう症状です．出産や肛門手術により外肛門括約筋に損傷を受けた人や，外肛門括約筋の支配神経である陰部神経やその上位の神経に障害のある人にみられます．

また，直腸切除や直腸の炎症性変化の既往にも関与します．さらに，便の性状では，水様の場合に出現しやすくなります．

混合性便失禁

漏出性，切迫性の両方の症状が混在します．

下痢や便失禁に伴う皮膚トラブル

下痢便の失禁が持続すると肛門周囲から臀部にかけて皮膚トラブルが生じることが多くあります．失禁によって皮膚は浸軟し，皮膚のバリア機能を損ない，さらに便はアルカリ性であるうえに，消化酵素を含んでいるため，皮膚は化学的刺激により皮膚トラブルを起こしやすい状態になります．

また，固形便であっても失禁状態であれば皮膚トラブルが生じます．皮膚トラブルを予防するために重要なのは，便失禁の早期予測と早期発見です．さらに，発生した皮膚トラブルの程度や範囲，真菌症との鑑別も重要です．

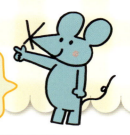

ここでは排便機能障害の症状に適切に対処するためのアセスメントの方法について解説します．

排便機能障害のアセスメント（問診，アセスメント，排便機能検査）

問診

問診の目的

　排便習慣には個人差があるため，詳細な症状を聴取することが重要です．また，排便機能障害といっても，患者さんの悩みごとはそれぞれ異なります．排便困難なのか便失禁なのか，両方が混在しているのか，発症時期や食生活，生活様式なども聴取する必要があります．

問診内容（表1）

　質問票などを用いて具体的に排便機能障害の症状とその程度を聴いていきます．まず，患者さんの主訴を聴き，何に困っているのか，そして自分でどのように対応しているのかを確認します．その後に排便日誌をつけてもらうとより具体的に把握でき，患者さんとともに排便状況や生活や食事との関係を考えるうえで参考になります．

　入院患者の場合の下痢出現時は，その1〜2日前の食事（経腸栄養）の内容や，薬剤（緩下剤，抗菌薬，抗がん薬など）の開始や変更がなかったかどうかを振り返ることが重要です．

● **便通状態**：排便の時間帯，食事時間・内容や水分量との関係，排便に要する時間，便失禁時の状況や量，我慢できるか，努責の程度，浣腸や摘便の有無，それらの発症時期や持続期間などについて確認します．

● **便の性状**：ブリストル便性状スケールなどを用いて便の形状を確認しましょう．便の量は「ウズラの卵大，鶏卵大，バナナ大」，失禁量は「しみ状，すじ状，小さじ1杯程度，大さじ1杯程度」など，わかりやすい表現で確認するとよいでしょう．色調，臭いなどについても具体的に聴きましょう．

● **内服薬**：排便コントロール目的の下剤や止痢剤，整腸剤の服用状況や排便に影響を与える薬剤やサプリメントも含めて確認します．

● **食事習慣**：普段の食事時間，食事内容，水分やアルコール摂取習慣などは排便に影響を与えます．特に食事では，食物繊維（不溶性食物繊維と水溶性食物繊維）をどの程度摂取しているか，下痢の場合は脂肪の多い食事や乳製品，カフェインを含む飲料などの影響を受けていることもあります．食事の量は，「手のひら」や「市販のおにぎり」の大きさと比較してどのくらいの量かを聞き出すと良いでしょう．朝食は食べているか，間食はしているのか，体重の変化を聴くことも役に立ちます．

● **生活環境**：生活リズムの乱れによって便秘や下痢になることもあります．職業や職場環境，家庭や学校での精神的ストレスはないか，生活習慣の乱れはないかを確認します．また，運動習慣や活動量も排便に影響を与えるため，高齢者では外出の状況なども確認しましょう．

● **既往歴**：消化器手術の既往がある場合は，原疾患と術式，術後年数なども重要です．胃切除，大腸切除，膵頭十二指腸切除後などは消化吸収に影響を与えるため，下痢が生じることがあります．

問診時の注意点

　排便習慣や排便状況などは，患者さんにとって羞恥心を伴う内容です．プライバシーが配慮された場所で，患者が安心して話ができる環境をつくることが重要です．また，患者さんが実際に行っている対処方法やスキンケアの方法などについて

表1　問診の内容

便通状態	排便回数と排便パターン，排便に要する時間，努責の程度，発症時期，持続期間
便の性状	便の量，形状，硬さ，色調，臭いなど
内服薬	下剤や止痢剤，整腸剤など排便コントロール目的の薬剤と，排便に影響を与える薬剤やサプリメントなども含める
食事習慣	普段の食事内容，食事時間，水分摂取やアルコール摂取習慣など
生活環境	職場や家庭環境，運動習慣，ストレスの有無など
既往歴	内分泌代謝疾患，神経疾患，婦人科疾患，開腹手術の既往，精神疾患，妊娠など

も，具体的によく聴くことが大切です．

ただし，それらが間違えたやり方であったとしても，否定したり修正したりしてはいけません．まず，患者さんの主訴や困りごとを十分に聴き，患者さんとともに考えていくという姿勢を示すことが，今後の受診継続や治療継続につながるからです．

アセスメント

問診や質問票，排便日誌などをもとに排便状態と排便機能障害の程度，患者の抱える問題や優先度を判断します．そして，検査や治療ケアの方向性を決めていきます．

表2 便秘重症度スコア：Constipation Scoring System（CSS：0～30点）

	0	1	2	3	4	日付
排便回数	1～2回/1～2日	2回/週	1回/週	1回未満/週	1回未満/月	
排便困難：痛みを伴う排便努力	全くない	1回未満/月	1回/月以上だが1回/週未満	1回/週以上だが1回/日未満	1回/日以上	
残便感	全くない	1回未満/月	1回/月以上だが1回/週未満	1回/週以上だが1回/日未満	1回/日以上	
腹痛	全くない	1回未満/月	1回/月以上だが1回/週未満	1回/週以上だが1回/日未満	1回/日以上	
排便に関する時間	5分未満	5～9分	10～19分	20～29分	30分以上	
排便補助の有無	なし	下剤	用指介助または浣腸	—	—	
排便しようとしても出なかった回数/24時間	0回	1～3回	4～6回	7～9回	10回以上	
便秘の病悩期間（年）	0年	1～5年	6～10年	11～20年	21年以上	
合計						

表3 クリーブランドクリニック便失禁スコア

	全くない	月に1回未満	月に1回以上～週に1回未満	週に1回以上～1日に1回未満	1日に1回以上
固形便失禁	0	1	2	3	4
液状便失禁	0	1	2	3	4
ガス失禁	0	1	2	3	4
パッド（ナプキンなど）の装用（便失禁で下着が汚染されないため）	0	1	2	3	4
日常生活への影響（便失禁のため）	0	1	2	3	4

上記5項目に関して，その頻度に該当する各点数を合計して，合計スコアとする．
合計スコア：＿＿＿＿点（0点：便失禁なし～20点：最重症便失禁）

排便状態のアセスメント

排便機能障害状況や重症度，経時的変化や治療の効果を点数化して評価するツール（**表2，3**）があります．

便秘や下痢になりやすい薬剤

副作用として便秘や下痢を引き起こしやすい薬剤があります（**表4，5**）．これらが投与されている場合は，下剤や止痢剤を検討する前に，この薬剤が中止・変更できないかをまず考える必要があります．

経腸栄養に関係する下痢

経腸栄養に伴う下痢の発生にはいくつか原因が考えられます．主な原因は投与速度，浸透圧，脂肪比率です．

●**栄養剤の投与速度**：経腸栄養剤投与時の下痢の原因で最も多いものです．持続投与か間欠投与かどうかについても確認します．急速な投与によって浸透圧の上昇・蠕動運動の亢進が起こり下痢となります．

●**栄養剤の浸透圧**：腸管内に吸収されにくい高浸透圧性の栄養剤を大量に投与することによって，消化液などの水分が直腸内に移動し，下痢が生じます．

●**栄養剤の脂肪比率**：腸蠕動が低下している場合，脂質の吸収障害が生じ，脂肪比率が高い栄養剤では下痢になりやすくなります．

排便機能障害に対する検査

身体所見と一般検査

排便機能障害では，腸閉塞や腹膜炎などの緊急性を要する疾患との鑑別が重要です．まず腹部の視診・聴診・打診・触診を行います．

聴診では腸音の性状（減弱や金属音はないか）を確認します．打診では鼓音，触診では自発痛・圧痛，腫瘤触知の有無や部位などを確認します．直腸診では，便塊や腫瘤の有無，血液や粘液の付着の有無をみます．腹部単純X線検査では腸管内の糞便と小腸ガス・大腸ガス分布，腹部超音波検査・腹部CT検査では，腸管壁の炎症・浮腫の程度，腸管拡張の程度の確認をします．

腸管内の器質的疾患を除外するために注腸X線検査や大腸内視鏡検査を行うこともあります．

下痢が持続する時は，便培養検査により感染の有無を確認します．

排便機能検査

排便機能検査とは，肛門括約筋，直腸，大腸，小腸のさまざまな機能を評価するものです．これらの検査により，排便機能障害の病態や原因を見出

表4　便秘になりやすい薬剤

利尿薬	ループ利尿薬，カリウム保持性利尿薬
抗コリン薬	ブチルスコポラミン臭化物，チキジウム臭化物
麻薬・鎮痛薬	オピオイド
向精神薬・抗うつ薬	アミトリプチリン塩酸塩，イミプラミン塩酸塩
筋弛緩薬	チザニジン塩酸塩，アフロクアロン
抗菌薬	βラクタム系抗菌薬，マクロライド系抗菌薬
パーキンソン病治療薬	レボドパ単味剤
降圧薬	カルシウム拮抗薬
抗腫瘍薬	イリノテカン，エトポシド，フルオロウラシル，メトトレキサート

表5　下痢をきたしやすい薬剤

抗菌薬	ペニシリン系，セファム系，リンコマイシン　他
抗腫瘍薬	5-FU，MTX，シスプラチン，イリノテカン　他
NSAIDs	ジクロフェナク，ロキソプロフェン　他
プロトンポンプ阻害薬（PPI）	ランソプラゾール，オメプラゾール　他
プロスタグランディン製剤	ミソプロストール（抗NSAIDs潰瘍薬）
利尿薬	ウルソデオキシコール酸　他
抗うつ薬	セルトラリン
ジギタリス製剤	ジゴキシン　他

し，治療方法を選択します．

また，治療前後の変化を比較評価するためにも用いられます．

● 肛門内圧検査（図1）

肛門内圧検査とは，静止時（リラックスしたとき）や随意収縮時（意識的に肛門を締めたとき）の肛門管内圧を圧カテーテルによって測定するものです．

1) 肛門管静止圧測定

測定された静止圧の最大を肛門管最大静止圧，圧が上昇する幅（昇圧帯）の長さを機能的肛門管長と呼び，内肛門括約筋機能の指標とされます．肛門管最大静止圧の正常値は40〜100mmHg，機能的肛門管長の正常値は2.5〜4.5cmです．

加齢とともに肛門内圧は低下していきます．漏出性便失禁患者では，肛門管最大静止圧や機能的肛門管長が正常値よりも低い傾向にあります．

2) 肛門管随意収縮圧測定（図2）

肛門管を超えて直腸膨大部まで圧カテーテルを挿入し，一定速度で引き抜きながら5秒間隔で肛門を締めてもらい，肛門管全域の随意収縮圧を測定します．測定された随意収縮圧の最大値を最大随意収縮圧とよび，外肛門括約筋機能の指標とします．最大随意収縮圧の正常値は80〜200mmHgです．

切迫性便失禁患者では，最大随意収縮圧が正常値よりも低い傾向にあります．

● 直腸感覚・容量検査

耐圧カテーテルの先端にバルーンを取りつけて直腸内に挿入したあと，水または空気を少しずつ注入し，直腸の感覚や容量を調べる検査です．直腸内にガスが溜まるような感覚が最初に生じた時点を便意発現最小量（最小感覚閾値），便意を我慢するのが困難になった時点を直腸最大耐容量とします．便意発現最小値は30〜60mL，直腸最大耐容量は140〜210mLが正常範囲とされます．

バルーン内圧を同時に測定することで，直腸の伸展性の指標である直腸コンプライアンスを算出することも可能です．便失禁患者では，直腸感覚が健常者と比較して有意に亢進または低下している場合があります．

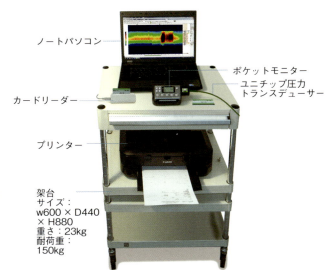

図1-① 直腸肛門内圧計システム

（写真提供：スターメディカル）

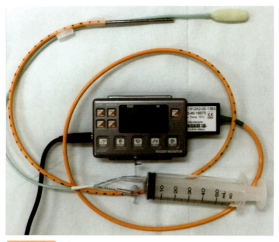

図1-② ポケットモニター部と圧カテーテル

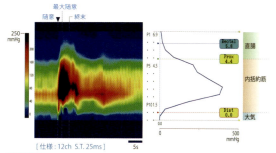

図2 随意時の直腸・肛門圧測定結果例

（写真提供：スターメディカル）

●直腸肛門抑制反射検査

　直腸バルーンと肛門管内圧カテーテルを挿入し，直腸内に挿入したバルーンを約50mLの水か空気で急速に膨らませたときの肛門管静止圧を測定します．

　健常者では，静止圧が瞬間的に低下してすみやかに元の値まで復帰する直腸肛門抑制反射と呼ばれる生理的な反射がみられます．先天的に直腸の壁内神経叢が欠損しているヒルシュスプリング病の場合は，直腸壁が伸展しないためこの反射はみられません．

●肛門管超音波検査

　検査用プローベを肛門管内に挿入し，内肛門括約筋と外肛門括約筋の形態を確認し，肛門括約筋の厚みや損傷の有無やその程度を評価します．

　分娩時の会陰裂傷による肛門前方の内外括約筋の欠損範囲を同定や，複雑痔瘻の手術後など，手術瘢痕を中心とした広範囲の欠損所見も確認することができます．

●排便造影検査（デフェコグラフィー）

　排便の際の直腸と骨盤底筋群の形態と動態を評価するための検査です．直腸内に造影剤（バリウム）と粘性を保つための物質（小麦粉や寒天など）を混合した模擬便を作成し，24Frのフォーリーカテーテルを介して直腸内に入れます．その後，患者をX線装置のついたポータブルトイレに座らせ，安静時，肛門括約筋収縮時および排泄時に側面からX線撮影を行います．

　安静時，努責時，収縮時の直腸肛門角，努責時の会陰下垂の距離などが指標となります．

●大腸通過時間検査

　X線不透過性マーカー（ジッツマーク）を用いて大腸の通過時間を評価する検査です．マーカーの入ったゼラチン製のカプセルを服用後に，時間をおいて（1，3，5日目など）腹部単純X線を撮影し，残存するマーカー数を調べます．

　正常な大腸の通過時間は24〜72時間と幅がありますが，この検査では5日で80％以上の排泄を正常とし，20％以上のマーカーが残存していれば病的な結腸無力症と診断できます．

引用・参考文献はp.153を参照

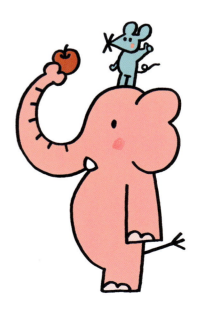

1 排泄ケアの基本

★ トイレの環境整備

　人は，できるだけ人の手をわずらわせず気持ちよく排泄したいと思っています．私たち看護師は，排泄障害を持つ患者さんが安全で快適に排泄できるように，排泄機能障害の原因をアセスメントする必要があります．

　排泄機能障害の原因は，身体機能の低下，認知機能の低下，尿路・直腸機能障害など患者さんによってさまざまです．まずは，排泄動作のプロセス（p.84図5参照）にどのような障害があるのか見てみましょう．

　身体機能の低下や認知機能の低下による排泄動作の障害に対しては，トイレの環境整備や排泄用具を適切に使用しましょう（**表1**）．トイレの環境整備には，排泄しやすい姿勢が保てるような工夫も必要です．

　排泄しやすい姿勢とは，前傾坐位姿勢です．前傾坐位姿勢は，横隔膜が下がることで腹圧がかけやすくなります．このとき，足は後ろに引いて踵を浮かせることで，直腸に圧がかけやすくなります（**図1**）．円背がある場合や筋力低下や麻痺などによって安定した姿勢が保てない場合は，前方手すりや背もたれなどで支えましょう．足が床につかない場合は，昇降機能付き便座や足台を使用しましょう．

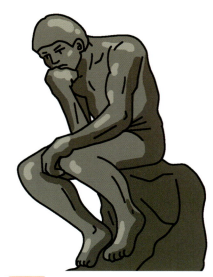

図1　前傾坐位姿勢

表1　排泄動作における困難さと解決策

排泄動作における困難さ	解決策
ベッドからの立ち上がりが難しい 「立ちあがりにくい…」	・ベッド柵を設置 ・ベッドの高さを調整

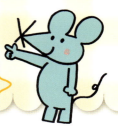

ここでは安全で快適に排泄をするための環境整備について解説します．

表1 排泄動作における困難さと解決策（つづき）

排泄動作における困難さ	解決策
トイレまでの移動が難しい	・トイレに近い病室へ移動 ・廊下の手すりを使用 ・必要時車椅子で移動
着衣の上げ下げが難しい	着脱が容易な衣服の工夫
排泄姿勢の保持が難しい	・前方手すり，背もたれを設置 ・足台を置く

第2章 排泄ケアの実際

表1 排泄動作における困難さと解決策（つづき）

排泄動作における困難さ	解決策
陰部を清潔に保つのが難しい	洗浄便座を設置
便座からの立ち上がりが難しい	・手すりの設置 ・補高便座の使用
	・昇降機能付き便座

引用・参考文献はp.153を参照

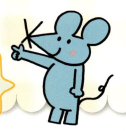

ここでは患者さんに合わせた排泄補助器具について解説します．

★ 尿器・便器の使い方と選択

排泄動作のプロセスのうち，トイレまでの移動が困難な場合は，ポータブルトイレ，尿器・便器などの排泄補助器具を使用します．ポータブルトイレ，尿器・便器にはさまざまな種類があります（**表1**）．製品の特長を理解して，患者さんの身体機能や排泄機能障害の程度に合わせて選択し，正しく使用しましょう．

排泄補助用具を使用する場合は，羞恥心への配慮が重要です．患者さんは，排泄する姿や排泄器官を露出しなければならない恥ずかしさがあるため，きめ細やかな気配りが必要です．

◉ 環境整備（図1）

窓やベッドのカーテンを隙間なく閉め，他者から見えないようにします．また，尿器の設置やポータブルトイレへの移乗後は，バスタオルをかけ露出を最小限にしましょう．排泄体位が保持できる場合は，ナースコールを手の届くところに置き，排泄が終わった際に呼んでいただくように説明をして退室します．

◉ 排泄音への対処法

尿量を計測しない場合は，便器内にトイレットペーパーを敷くことで排尿音を抑えることができます．

◉ 後片付け

排泄終了後は，排泄物の性状・量を観察し，臭気を拡散させないよう速やかに後片付けをするとともに室温に注意しながら換気をしましょう．

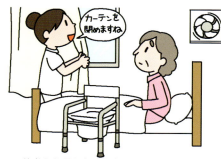

他者から見えないようにカーテンを閉め，室温に注意しながら換気にも気をつけます．

図1 環境整備

表1 排泄補助器具の種類と特徴

種類	特徴
金属製コモード型ポータブルトイレ 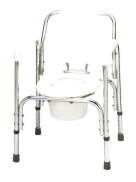 製品名　アルミ製トイレチェア （写真提供：テツコーポレーション）	・患者さんに合わせて座面の高さ調節が可能． ・安定感があるため立ち上がりやすい． 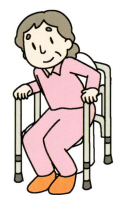

表1 排泄補助器具の種類と特徴（つづき）

種類	特徴
プラスティック製標準型ポータブルトイレ 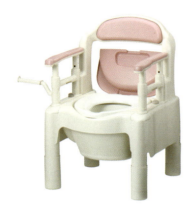 製品名　安寿ポータブルトイレ　FX-CP （写真提供：アロン化成）	・足を後ろに引けるので前傾姿勢をとりやすく立ち上がりやすい． ・座面の高さ調節が可能． ・軽量であるため不安定なものもある． 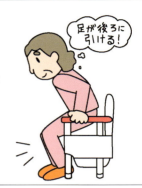 ・軽量で持ち運びやすい． ・足を後ろに引けないため前傾姿勢を取りにくい． ・座面の高さ調整が不可能． ・手すりがないため不安定． 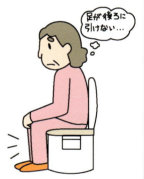
木製椅子式ポータブルトイレ 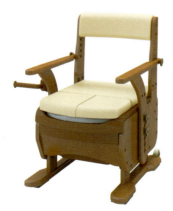 製品名　家具調トイレセレクトRノーマル （写真提供：アロン化成）	・重量があり安定しているが場所をとる． ・足を後ろに引けるので前傾姿勢を取りやすく，立ち上がりやすい． 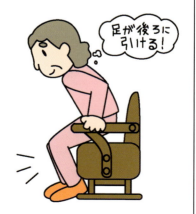

表1 排泄補助器具の種類と特徴（つづき）

種類	特徴
洋式便器 製品名　米式便器	・容量が大きい． ・厚みがあるため，臀部や腰部に安静が必要な患者には使用できない．
和式便器 製品名　差し込み便器 （写真提供：アロン化成）	・容量が小さい． ・臀部や腰部の安静が必要な人に挿入しやすく安定感がある．
尿器（男性用・女性用） 男性用 女性用 （写真提供：アロン化成）	・男性：陰茎の先端を尿器に入れて使用． ・女性：会陰部に密着させて使用．
手持ち式男性用集尿器 製品名　安楽尿器DX 男性用 （写真提供：浅井商事）	・受尿部・蓄尿部・ホースで構成． ・受尿部に陰茎の先端を入れ，高低差を利用して尿を溜める． ・受尿部の容量は1,500mL．
手持ち式自動吸引集尿器（男性用・女性用） 男性用　女性用 製品名　スカットクリーン （写真提供：パラマウントベッド）	・受尿部と蓄尿部で構成． ・センサーが排尿を感知し電動で自動的に吸引するため高低差は不要．

第2章　排泄ケアの実際

2 失禁ケア

★ スキンケア

☀ スキンケアの必要性

スキンケア

皮膚障害を予防したり，皮膚の障害を健康な状態に維持する局所管理[1])で，皮膚の生理機能を良好に維持・向上させるためのケアの総称です（**図1**）．具体的な方法としては，①洗浄により汚れを取り除く（洗浄），②皮膚を保護することによりバリア機能を保つ（保湿・保護），③創傷がある場合には感染予防に努めることがあげられます．

皮膚のバリア機能

皮膚の表層にある角質層には，①皮脂膜により外部刺激からの有害物質の侵入をブロックする，②細胞間脂質のセラミドにより体内の水分蒸発を防ぐという2つの役割があります（**図2**）．

失禁関連皮膚障害（IAD：incontinence-associated dermatitis）

IADは，排泄物（尿または便あるいは両方）の付着によって生じる皮膚障害と定義されています．肛門および肛門周囲，陰部，臀部，大腿等に発生します．

（1）IADの発生要因

おむつ内は高温多湿環境です．皮膚を保護している角質層に，尿や便が付着することによりその水分が角質層に給水され，皮膚が浸軟（ふやけること）します．頻回の洗浄やふき取りなどの機械的な刺激により皮膚のバリア機能が低下します．浸軟を繰り返した皮膚は，刺激物質が角質層に浸透し炎症を生じさせIADが発生します（**図3**）．

POINT IADを予防するためには，皮膚が持っているバリア機能を保持するスキンケアが必要です．

（2）尿失禁

正常な尿はpH6前後の弱酸性ですが，時間がたつと尿素がアンモニアに分解されアルカリ性に変化します．また，尿路感染のある尿はアルカリ性であるため，皮膚に尿が付着することによる化学的刺激でバリア機能が低下します．

（3）便失禁

便はアルカリ性です．消化酵素を含む便が皮膚に接触することによる化学的刺激によりバリア機能が低下します．腸管で水分吸収が十分に行われない水様便であるほど，消化酵素の活性は高くなり，化学的刺激が強くなります．

予防的スキンケア

予防的スキンケアとは，皮膚が本来持っているバリア機能を維持することが目的です．洗浄を行うだけではバリア機能を保持することができません．保湿，保護まで一連の流れで行うことが必要です（**図4**）．

（1）洗浄

陰部および周囲の皮膚は，排泄物や分泌物により汚染されやすく，おむつ内の湿度と温度によっ

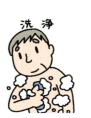

図1 スキンケア

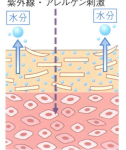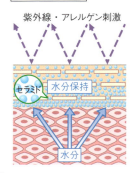

図2 皮膚のバリア機能

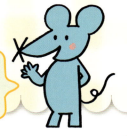

ここでは皮膚の生理機能を良好に維持・向上させるためのスキンケアについて解説します.

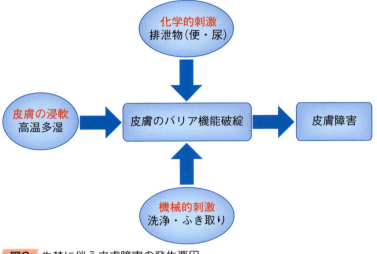

図3 失禁に伴う皮膚障害の発生要因
(田中秀子ほか:失禁ケアガイダンス, p.354, 日本看護協会出版会, 2007 を参考に作成)

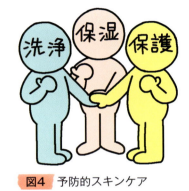

図4 予防的スキンケア

て細菌繁殖に最適な環境です. 尿路感染の起因菌の80%は大腸菌といわれています. 汚れを除去することは重要ですが, おむつ交換ごとの頻回な洗浄やふき取りにより, 皮脂膜を奪い取ってしまうことがあります. このことにより皮膚のバリア機能が低下してしまいます.

 皮膚のバリア機能を保つために, 皮膚のpHに近い弱酸性の洗浄剤を用いた愛護的なスキンケアが必要です.

①洗浄剤(図5)
・皮膚への刺激を少なくするために弱酸性の洗浄剤を選択することが望ましいです
・ドライスキンの患者さんにはセラミド入りのものを選択します
・処置を短時間に行いたいなら清拭剤(拭き取り用)を使用します

②洗浄方法
・洗浄は, 基本1日1回, 汚染が多ければ2回まで

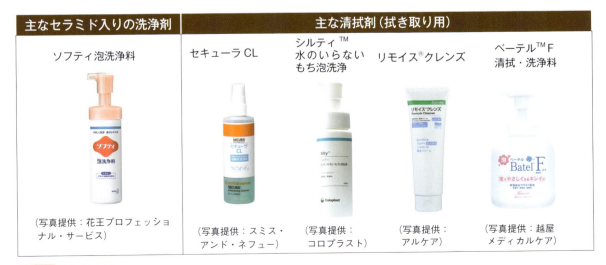

図5 洗浄剤の例

にとどめます
- 1日2回以上の洗浄が必要な場合には拭き取り用清拭剤の使用を検討します
- 洗浄剤はよく泡立てます（図6）
- 泡で汚れを包み込むように，皮膚をなでるように洗います
- 洗浄剤が残らないように十分量の微温湯（約500mL）で洗浄します
- 洗浄後は柔らかいクロスで押さえ拭きします（擦らないようにしましょう）

③温水洗浄便座の使用

　排泄後に温水洗浄便座を使用する際には温度，水圧，使用回数に注意しましょう．頻回の使用は，皮膚のバリア機能のさらなる低下を助長します．皮脂を除去しすぎないように低温，低圧で行うことを指導する必要があります．

(2) 保湿

　皮脂膜やセラミドが減少し，バリア機能が破綻した皮膚はドライスキンになりやすいです．また，失禁患者の皮膚も浸軟を繰り返すことでバリア機能が低下し，角質水分量が低下するため，ドライスキンになりやすいといえます．洗浄後には保湿ケアが重要です．

 洗浄後には，ドライスキンを予防するために，保湿剤を塗布しましょう．

①皮膚の状態に合わせて，使いやすいものを選択する（図7）

②塗布方法

　成人の手のひら2枚分の範囲に対し，軟膏・クリームは第1関節分，ローションでは1円玉大が使用量の目安です（図8）．
　排泄物に汚染される部分より広範囲に塗布します．洗浄後速やかに塗布しましょう．

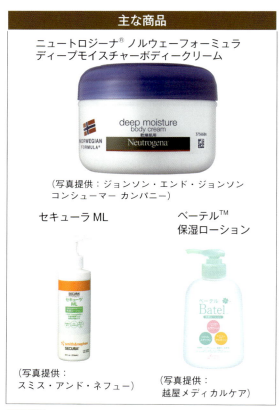

図7　保湿剤の例

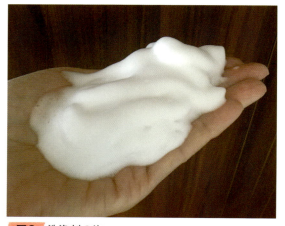

図6　洗浄剤の泡

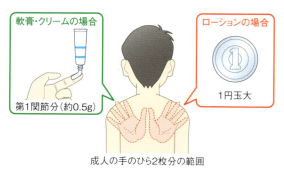

図8　保湿剤の使用量の目安

（3）保護

失禁患者の皮膚は，排泄物が付着することによる化学的刺激，おむつ内の高温多湿環境による皮膚の浸軟等により皮膚のバリア機能が低下します．皮膚への排泄物付着を予防するために，撥水効果のある皮膚保護剤や皮膚被膜剤（図9）を使用することが重要です．

①皮膚保護剤，皮膚被膜剤の選択

皮膚の状態や，浸軟の頻度，自分でケアするのか第三者が行うのかなど状態に応じ選択します．

治療的スキンケア

IADが出現した場合には，予防的スキンケアの実施状況，排泄物の性状，皮膚障害の程度について評価し，医師に報告のうえ，治療的介入が必要です．

（1）紅斑，びらん（図10）

便性のコントロール，排泄物の皮膚への接触を回避することを考える必要があります．

①外用薬の使用

・医師の指示のもと使用する必要があります．
・亜鉛華軟膏：収斂作用による創傷治癒と撥水効果による便の付着を防止する効果があります（図11）．

主な皮膚保護剤				主な皮膚被膜剤
セキューラPO	3M™ キャビロン™ ポリマーコーティングクリーム	リモイス®バリア	ソフティ保護オイル	リモイス®コート
（写真提供：スミス・アンド・ネフュー）	（写真提供：スリーエム ジャパン）	（写真提供：アルケア）	（写真提供：花王プロフェッショナル・サービス）	（写真提供：アルケア）

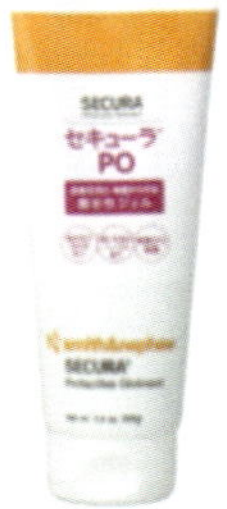

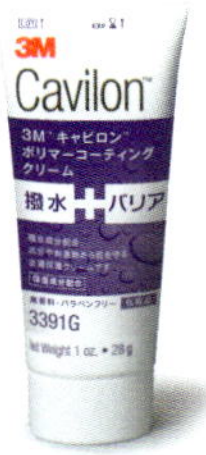

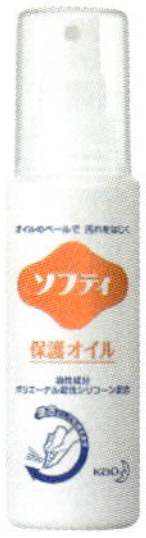

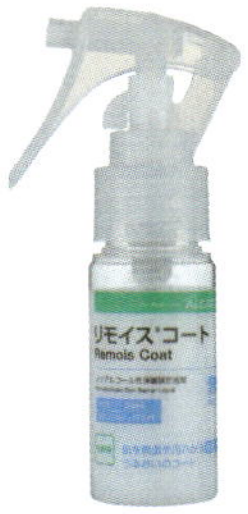

図9 皮膚保護剤・皮膚被膜剤の例

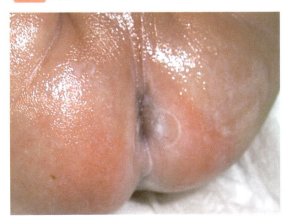

図10 紅斑，びらん

（内藤亜由美ほか編：病態・予防・対応がすべてわかる！スキントラブルケアパーフェクトガイド，p.107，学研メディカル秀潤社，2013）

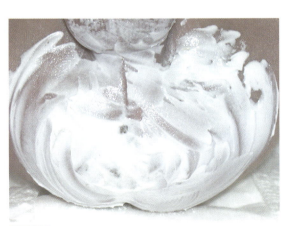

図11 亜鉛華軟膏の塗布

（内藤亜由美ほか編：病態・予防・対応がすべてわかる！スキントラブルケアパーフェクトガイド，p.107，学研メディカル秀潤社，2013）

ステロイド含有軟膏：発赤等の炎症に伴う痛みがある場合に消炎目的で使用します．

②化学的刺激の緩衝

ストーマ用粉状皮膚保護剤（**図12**）を用いることで，消化酵素によりアルカリ性に傾いた皮膚を弱酸性に緩衝させ，化学的刺激を低減させます．通常，軟膏類と混ぜ合わせて使用します．びらんからの浸出液が多い場合には，先に粉状皮膚保護剤を散布しておくと外用薬の定着が良くなります．

③真菌感染症の鑑別（**図13**）

おむつ内は高温多湿であり，真菌感染症を発症しやすい環境です．皮膚カンジダ症の感染併発が疑われる場合には，医師に顕微鏡検査による鑑別診断を依頼し，確定すれば外用抗真菌薬の使用を開始します．

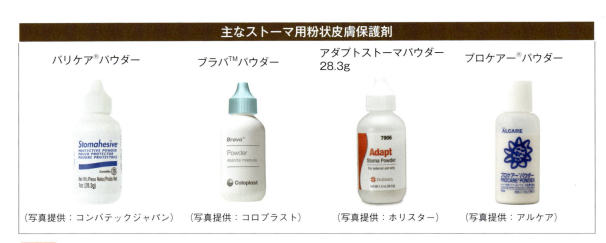

図12　ストーマ用粉状皮膚保護剤の例

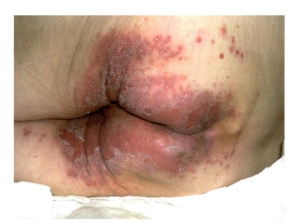

図13　臀部カンジダ症例

（内藤亜由美ほか編：病態・予防・対応がすべてわかる！スキントラブルケアパーフェクトガイド．p.109．学研メディカル秀潤社．2013）

引用・参考文献はp.153を参照

ここではおむつの正しい選択と装着について解説します.

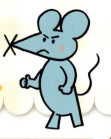

おむつ交換

トイレの環境整備,排泄補助器具の使用,行動療法などによっても改善しない失禁がある患者さんは,おむつの使用を余儀なくされます.患者さんにとっておむつは,衣服の汚染を予防し品格の保持が可能になるという利点があり,生活の質を向上させる有用な用具です.

安易な使用は避けるとともに,使用する際は患者に合ったものを適切に選択し,正しく装着しましょう.

おむつ選択

患者さんに合ったおむつを選択するためには,排尿動作や身体的運動能力,日常生活動作などをアセスメントします.

紙おむつにはアウターと呼ばれる「パンツ型」と「テープ止め型」があり,「パンツ型」は自力で排泄動作が可能な場合に,「テープ止め型」は寝たきりなどの理由により自身でおむつ交換ができない場合に選択します.アウターと組み合わせて使用する「尿取りパッド」は,少量から1,000mL超のものまで吸収許容量によって多くの種類があります.排尿量に合わせて選択しましょう.

おむつ装着

適切におむつを使用するためには,身体とおむつに隙間やズレがなく装着する技術が必要です.おむつのアウターにある立体ギャザーは,漏れを予防するために防波堤のような役割があります.立体ギャザーを効果的に使用し,漏らさず快適におむつを装着する技術を紹介します(**表1**).

表1 おむつ装着技術

おむつ装着技術のポイント	理由
1. おむつを準備します. 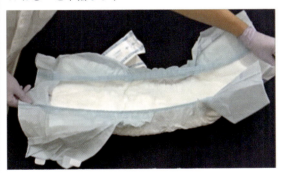 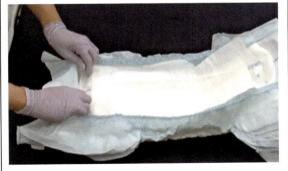	おむつの前後を持って引っ張り,おむつのギャザーを立てます.吸収体である高分子吸収ポリマーが偏ってしまうため,絶対におむつを振りおろしてはいけません. 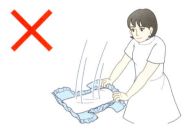 尿取りパッドを併用する場合,テープ止めおむつのギャザーの機能をいかすために尿取りパッドはギャザーの内側に入れます.

表1 おむつ装着技術（つづき）

おむつ装着技術のポイント	理由
2. おむつと身体の中心を合わせます． 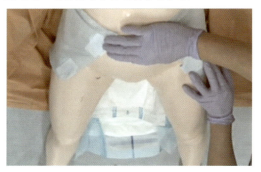 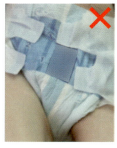 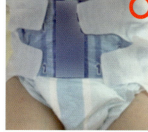 合っていない　　合っている	吸収体は辺縁部よりも中心に配置されており，効率よく吸収されます． 合っていないと吸収体に吸収されず漏れの原因になります． 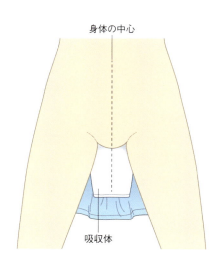
3. 尿取りパッドを形成します． 女性は山型に形成します． 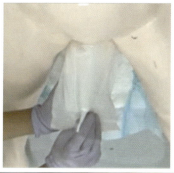	排泄された尿が仙骨部側に流れ込む前に吸収体に吸収されます． 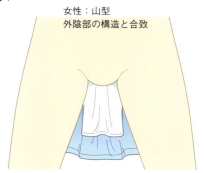
4. 男性：陰茎の形状に合わせて検討します． ①陰茎に巻く場合 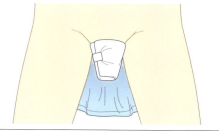	②陰茎に巻かない場合 パッドは谷型に形成し包み込むように当てます． 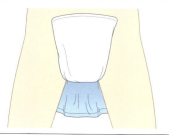

表1 おむつ装着技術（つづき）

おむつ装着技術のポイント	理由
5. 鼠径部に近い立体ギャザーを持って，細やかに手を動かしながら直接鼠径部にギャザーを沿わせます． 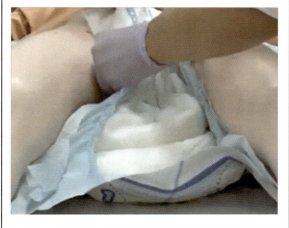	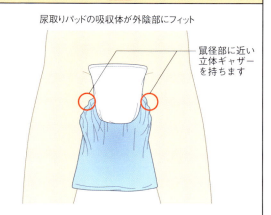尿取りパッドの吸収体が外陰部にフィット／鼠径部に近い立体ギャザーを持ちます 立体ギャザーを締め付けすぎず鼠径部にフィットさせることができます．
6. 下のテープから左右対称に止め，上のテープは下向きに止めます． 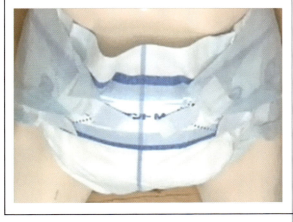	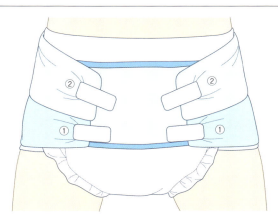 腸骨部で固定させることができるため，ずれにくくなります． 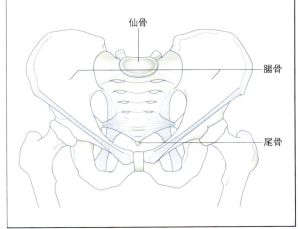仙骨／腸骨／尾骨

引用・参考文献はp.153を参照

第2章 排泄ケアの実際

3 排尿ケア

✪ 排尿動作支援，膀胱訓練，排尿誘導

尿意を感じてトイレまで移動し，着衣を下ろして排泄を済ませ，あとしまつまですることを排尿動作といいます．排尿動作のどの部分に支援が必要であるかを観察し，適切な支援をすることについては，p.84で説明しました．ここでは，行動療法について紹介します．

行動療法には，生活指導，理学療法，計画療法，補助療法（行動療法統合プログラム）があります[1,2]（表1）．なかでも，膀胱訓練や排尿誘導は，患者に侵襲がなく，尿失禁のさまざまな治療のベースになります．

☀ 計画療法

①膀胱訓練，②習慣排尿法（または排尿習慣化訓練），③定時排尿法（または定時誘導），④促し排尿法（または排尿自覚刺激療法）などがあります（図1）．

①**膀胱訓練**

患者さんの排尿状態に合わせて，昼間2〜3時間ごとの排尿を設定します．設定した時間よりも早く尿意を感じた場合は，リラックスしてもらい，できるだけ排尿を我慢し，排尿間隔を延ばすように支援します．

②**習慣排尿法（排尿習慣化訓練）**

患者の排尿習慣を検討し，失禁する前に排尿してもらう方法です．

③**定時排尿法（定時誘導）**

夜間を含め2〜4時間ごとに時間を決めて排尿してもらう方法です．

④**促し排尿法（排尿自覚刺激療法）**

排尿プロトコール[3]（表2）に沿って，排尿状態を観察するとともに自尊心を傷つけないように注意しながら称賛の声掛けをし，具体的な説明や働きかけを行います．

表1 尿失禁の行動療法

生活指導	(1) 体重減量（食事，運動療法） (2) 禁煙 (3) 飲水指導：過度の飲水，カフェイン，コーヒー，アルコール，炭酸飲料を避ける (4) 便秘の改善 (5) 体位，姿勢
理学療法	(1) 骨盤底筋訓練（PFMT：pelvic floor muscle training） (2) フィードバック訓練 (3) バイオフィードバック訓練 (4) 膣コーン (5) 電気・磁気刺激療法
計画療法	(1) 膀胱訓練：できるだけ我慢し徐々に間隔を延ばす (2) 習慣排尿法：排尿パターンに合わせて，漏らす前に排尿させる (3) 定時排尿法：決まった時間に排尿させる (4) 促し排尿法：治療者が排尿を促す
行動療法統合プログラム （BMP：behavioral modification program）	医療専門職が種々の行動療法を組み合わせる

（山西友典ほか：行動療法の適応と効果．排尿障害プラクティス，23（2）：47，2015を改変）

ここでは患者さんに侵襲がない尿失禁の行動療法について解説します．

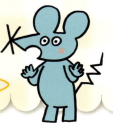

膀胱訓練

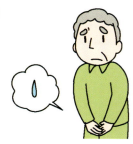 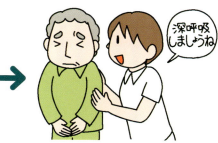

排尿の設定時間前に尿意をもよおす　　リラックスして排尿をなるべく我慢するよう促す

習慣排尿法

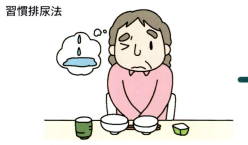 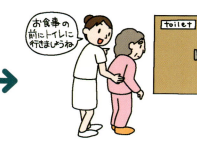

食後に失禁してしまう　　食前にトイレに行くよう促す

図1 計画療法の1例

表2 排尿自覚刺激療法の排尿プロトコール

1. パッドまたはクロスが尿で濡れているか，またはドライ（dry）の状態か尋ねる．
2. 本人の了解を得て，尿パッドを実際に確認する．
3. パッドの状態が本人の説明どおりドライであれば，濡れることなく，正しく報告してくれたことについて，対象者を称賛する．

例：「○○さん，あなたのおっしゃるようにパッドは大丈夫ですね．よく教えてくださいました．この調子です．大変によかったです」

4. パッドが尿で濡れていれば，（羞恥心や自尊心に配慮しながら）本人にフィードバックをする．対象者には，排尿したいときは，介助者に伝えるように説明する．

例：「○○さん，今回はお小水をパッドが受け止めてくれました．大丈夫です．今度，トイレに行きたいように思われるときは，私にぜひ教えてください」

※排尿について尋ねているときは，ほかの一般的な会話をはさみ込まないようにし，対象者に意識を集中してもらう．

5. 現在の尿意知覚の有無を確認する．
6. 尿意があればトイレに誘導し，排尿を終了した段階で，トイレで排尿を済ませたことを称賛する．

例：「○○さん，トイレでのお小水ができて，お腹がすっきりなさいましたか．爽快でしょう．本当によかったですね」

7. 尿意がない場合は，少し時間をおき，2回まで同じ働きかけを実施する．
8. 次回の排尿予定時間を説明し，それまではできるだけ排尿を我慢するように説明する．
9. 次回の排尿予定を確認し，排尿量，尿漏れの具体的状況について日誌に記録する．

(Schnelle JF, et al : Prompted voiding treatment of urinary incontinence in nursing home patients. A behavior management approach for nursing home staff. J Am Geriatr Soc, 37(11):1051-1057, 1989 を改変)
〔佐藤和佳子：長期ケア施設における集団的アプローチの有効性に関するエビデンス-米国 ナーシングホームにおける排尿自覚刺激行動療法 (Prompted Voiding : PV) に関する研究動向から．EB Nursing, 2(2):194, 2002〕

引用・参考文献はp.153を参照

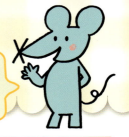

ここでは患者さんの生活スタイルに合わせた生活指導と尿道閉鎖圧を高める骨盤底筋訓練について解説します.

✪ ケア（生活指導，骨盤底筋訓練）

生活指導

生活指導は行動療法のひとつであり，他の治療と並行して失禁の要因になる生活習慣を改善することです．具体的な生活指導の内容とその根拠を理解し，患者さんの生活スタイルに合わせて生活習慣が改善できるようにかかわりましょう（表1）.

表1 生活指導

生活指導の内容	根拠
体重減量 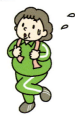	肥満によって骨盤底への負担が増え，骨盤底筋が伸展され脆弱になります．そのため，減量によって腹圧性尿失禁が改善することがあります． 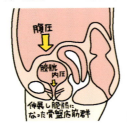 女性 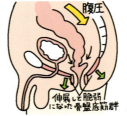 男性
禁煙 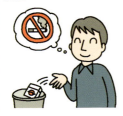	喫煙により咳嗽が誘発されることで腹圧がかかるとともに，ニコチンにより膀胱収縮を引き起こすという報告があります． 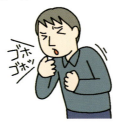 咳で腹圧がかかる
飲水指導 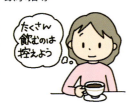	過度の飲水，アルコール，炭酸飲料，カフェインは多尿や過活動膀胱（OAB：overactive bladder）の要因になるといわれています．
便秘の改善 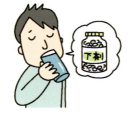	便が直腸に充満していると，膀胱を圧迫してしまいます． 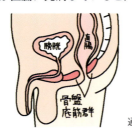 通常の直腸 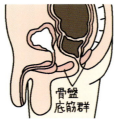 便で充満した直腸

骨盤底筋訓練

骨盤底筋訓練は，尿道周囲，膣壁周囲の随意筋（尿道括約筋・肛門挙筋）を鍛えることにより，骨盤内臓器の支持を補強し，腹圧時に反射的に尿道閉鎖圧を高めるコツを習得[1]します．対象は，腹圧性尿失禁，腹圧性・切迫性尿失禁の混合型尿失禁，過活動膀胱（OAB），前立腺切除後の男性などです．

骨盤底筋訓練に対する理解

まずは，患者が骨盤底筋群の解剖生理，継続的な訓練による効果について理解する必要があります．解剖生理については，模型や模式図（**図1**）を用いるとイメージしやすくなります．骨盤底筋を正確にイメージしながら，お腹や太ももに力を入れないようにして，膣周囲の筋肉や肛門括約筋を中へ引き込むようにして収縮させます．

運動の種類

骨盤底筋訓練は，「すばやく強い収縮弛緩」と「ゆっくりと強い収縮弛緩」を組み合わせて行います．すばやい強い運動は，2秒間収縮させたのちに弛緩させます．ゆっくりと強い運動は，3～10秒間収縮させ，3～10秒間弛緩させます[2]（**図2**）．

運動プログラム

運動プログラムは，患者さんができる回数から開始し徐々に回数を増やし，1日に30～80回行います．長期にわたるトレーニングが必要であるため，日常生活の中に取り入れた方法を提案し，持続できるように支援しましょう（**図3**）．

評価方法

正しく収縮・弛緩できているかどうかを評価する方法は，視診，触診，機器による測定などがあります．いずれの評価方法も患者さんの差恥心を伴います．必要性を十分説明し，理解していただいたうえで，掛け物などをしながら不必要な露出を避けるような配慮が必要です．

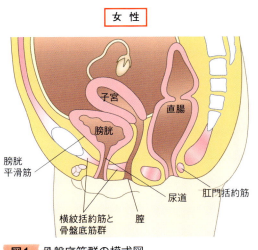
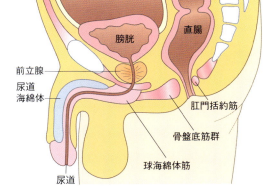

図1 骨盤底筋群の模式図

1. rapid contraction：すばやい収縮と弛緩の繰り返し

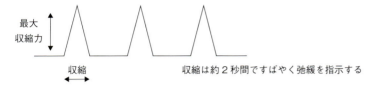

2. force contraction：ゆっくりとした強い収縮と弛緩の繰り返し

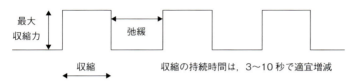

図2 筋運動のプログラム
(穴澤貞夫ほか：排泄リハビリテーション―理論と臨床，p.309，中山書店，2009)

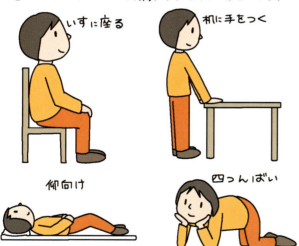

運動の種類	
すばやく強い運動	2秒間収縮させたのちに弛緩させる
ゆっくりと強い運動	3〜10秒間収縮させ3〜10秒間弛緩させる

図3 尿失禁に対する骨盤底筋訓練

視診：外陰部を直接観察します．収縮時に外尿道口や肛門が閉まります．
触診：会陰部・肛門部に指をあてます．
収縮圧測定：女性は経腟的，男性は経肛門的にプローブを挿入します．

バイオフィードバック療法

バイオフィードバック療法とは，筋収縮の状態を機器で測定し，音や画像などの情報に変換して患者さんに知覚してもらうことで，効果的に訓練する技法です．

引用・参考文献はp.153を参照

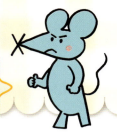

ここでは適切な膀胱容量を守るために一定時間ごとに導尿を行う間欠自己導尿について解説します．

★ 間欠自己導尿

　間欠自己導尿(CIC：clean intermittent catheterization)とは，「感染に対する膀胱抵抗力の減退は，500mL以上の過剰な蓄尿による膀胱壁の慢性的な過伸展の結果，膀胱壁の血流障害（虚血）を生じたため」というLapidesらの説をもとに，適切な膀胱容量を守るために一定時間ごとに導尿を行う[1]排尿管理方法です．

　脊髄疾患の患者を対象にこの方法がとられ，現在は糖尿病や骨盤内手術後の神経因性膀胱や，前立腺肥大症や尿道狭窄などによる下部尿路閉塞などの排出障害などにも使われています．

　CICの適応は排尿状態だけではなく，身体面，精神面，社会面の総合的なアセスメントが必要です．さらに，倫理に関するアセスメントも行い，CIC導入が患者や家族にとって有益なのか，QOLは保持・向上するか，患者さんや家族が理解しCICを望んでいるかについても考えましょう．

　身体的，精神的，社会的，倫理的にも患者さんや家族にとってCICが有益である場合に，患者さんや家族にCICの指導を行います．また，CICの目的やメリット・デメリット（表1）や，下部尿路の構造についてわかりやすく説明します．

　特に女性の場合は尿道口がわかりにくい場合があるため，実際に自身の尿道口を触ってもらい，膣との位置関係を理解してもらいます（図1）．

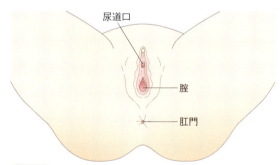

図1 尿道口と膣の位置関係

身体面
- 残尿量が100mL以上ある
- カテーテル挿入が困難な尿道狭窄がない
- カテーテル挿入操作が可能（上肢機能）
- 女性の場合は，開脚制限がない
- 重度の腎機能障害がない

精神面
- CICを希望している
- CICへの恐怖心・羞恥心・不安の程度

社会面
- CICを継続するためのサポート体制（家族，介護者，学童期であれば学校の先生など）
- 経済状態

CICにおける経済的な負担

毎月の通院，検尿に加えて以下の管理料が必要となります．
在宅自己導尿指導管理料：1,800点（再利用型カテーテル，消毒薬などを含む）
また，使用するカテーテルによって以下の①〜③いずれか1項目のみ加算します．
① 特殊カテーテル加算：600点（親水性コーティングなし）
② 特殊カテーテル加算：960点（親水性コーティングあり）
③ 特殊カテーテル加算：600点（間欠式バルーンカテーテル）

表1 CICのメリット・デメリット

メリット	デメリット
・膀胱機能・腎機能を保護することができる ・膀胱留置カテーテル管理と比較して，尿路感染が少ない ・定期的な導尿によって膀胱過伸展を回避できる ・膀胱留置カテーテル留置による体動制限がない	・カテーテル挿入時の疼痛や尿道損傷による出血や狭窄などの合併症のリスクがある ・カテーテル挿入による尿路感染のリスクがある ・どんなときも定期的にCICが必要となる ・CICに必要な物品を常時携帯する必要がある ・経済的な負担が大きい

CIC指導の手順

CICの実際の手順は**図2**のとおりです。CICの手技について指導するだけではなく、継続した支援が必要です。一時的にCICを開始した患者さんは、排尿状態をみながらCICを中止することができます。しかし、中止後も残尿量の増加の有無や尿路感染症の症状がないか確認します。

また、生涯CICを継続する患者さんは、加齢に伴う身体機能・認知機能の低下に伴い、これまでできていたことができなくなることがあります。患者の状態に変化があったときは、CICの適応について総合的に再アセスメントをします。看護師は患者さんが安全に安心してCICを継続することができるように、外来受診時に継続してサポートします。

1. 必要物品の準備
カテーテル（再利用型または使い捨て型）、清浄綿、必要時には、潤滑剤、計量カップ（計量が必要な場合）、排尿日誌

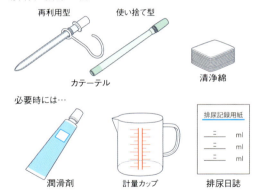

2. 手を洗う（擦式アルコール製剤、ウェットティッシュ、清浄綿でも可）
手指表面の汚染を減少させるために洗います。

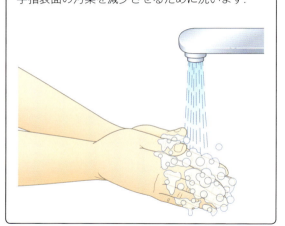

3. 衣類を下げて導尿しやすい姿勢をとる

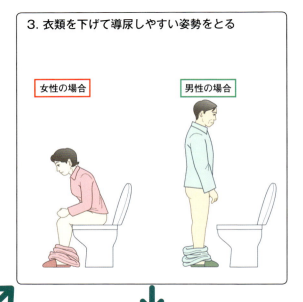

4. 外尿道口を清浄綿で拭く
女性：利き手と反対の手で陰唇を広げ、利き手で前から後ろに向かって拭きます。
男性：尿道口中心部から外側に向かって円を描くように拭きます。

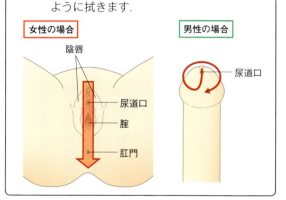

図2 CICの手順

5. カテーテルを準備する

使い捨て型カテーテルの場合は，尿道内を傷つけないために潤滑剤などをつけます．
再利用型カテーテルの場合は，容器内の消毒剤でカテーテルが濡れているため，潤滑剤は不要です．

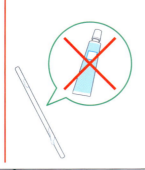

7. 尿を出し終えたらカテーテルをゆっくり抜く

カテーテルの孔はカテーテルの先端にあるため，残尿を残さないために，尿が止まったらゆっくり少しずつカテーテルを抜きます．

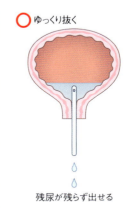
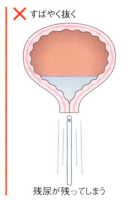

○ ゆっくり抜く ／ × すばやく抜く
残尿が残らず出せる ／ 残尿が残ってしまう

6. カテーテルを挿入する

利き手で鉛筆を持つようにカテーテルを持ちます．
女性：利き手と反対の手で陰唇を広げ，利き手でカテーテルを挿入します．膣への誤挿入を回避するために，膣に指を入れておく方法もあります．
男性：利き手と反対の手で陰茎を腹部に対して直角に固定し，カテーテルを挿入します．前立腺の付近で疼痛がある場合は，口でゆっくりと呼吸をし，力を抜いて挿入するように説明します．

女性の場合　男性の場合

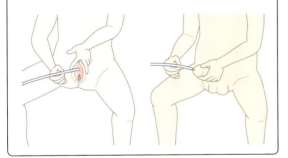

図2 CICの手順（つづき）

8. 再利用型カテーテルは流水洗浄後，消毒剤入りの容器に入れる

※使い捨て型カテーテルは破棄する．

使い捨て型カテーテル　再利用型カテーテル

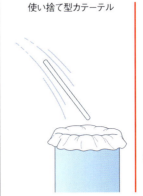
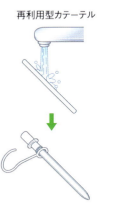

外尿道口の消毒はする？ しない？

外尿道口の消毒をしなくても尿路感染のリスクは高まらないという報告もあります．CICで最も重要なことは，膀胱の過伸展を起こさないために定期的に導尿をすることです．

引用・参考文献はp.153を参照

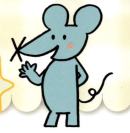

ここでは適切な膀胱留置カテーテルの管理と抜去について解説します．

膀胱留置カテーテル（カテーテル管理，抜去）

膀胱留置カテーテルの挿入および管理

膀胱留置カテーテル管理は，尿道から無菌操作でカテーテルを挿入し，膀胱内でバルーンを膨らませて持続的に尿を排出させる方法です．膀胱留置カテーテル管理を受けている患者は，不適切な挿入手技や管理よって尿路感染症を発症してしまいます（**表1**）．

米国疾病対策センター（CDC：Centers for Disease Control and Prevention）の「カテーテル関連尿路感染の予防のためのガイドライン」に基づいた，適切なカテーテル管理を行い，尿路感染予防および下部尿路障害の予防に努める必要があります．

膀胱留置カテーテルの使用が必要であると判断された場合，カテーテル関連尿路感染症（CAUTI：Catheter Associated Urinary Tract Infections）を予防するために，正しい手順でカテーテルを挿入する必要があります（**図1**）．

表1 膀胱留置カテーテルの適正使用に関するガイドライン

A. 膀胱留置カテーテルの適切な使用例
患者に急性の尿閉または膀胱出口部閉塞がある
重篤な患者の尿量の正確な測定が必要である
特定の外科手技のための周術期使用 ●泌尿生殖器の周辺構造で泌尿器科手術または他の手術を受ける患者 ●長時間の手術が予測される患者（このために挿入されるカテーテルは麻酔後回復室（PACU：post-anesthesia care unit）で抜去する） ●術中に大量の点滴または利尿剤が投与されることが予測される患者 ●尿量の術中モニタリングが必要な患者
尿失禁患者の仙椎部または会陰部にある開放創の治癒を促すため
患者を長期に固定する必要がある（例：胸椎または腰椎が潜在的に不安定，骨盤骨折のような多発外傷）
必要に応じて終末期ケアの快適さを改善するため
B. 膀胱留置カテーテルの不適切な使用例
尿失禁のある患者または居住者の看護ケアの代わりとしての使用
患者が自発排尿をできるときに，培養その他の診断検査のために採尿する手段としての使用
適切な適応が認められない場合の術後長期間の使用（例：尿道または周辺構造の修復，硬膜外麻酔の作用遷延など）

注：これらの適応は主に専門家のコンセンサスに基づく．
（CDC：カテーテル関連尿路感染の予防のためのCDCガイドライン2009．（矢野邦夫監訳），p.14，メディコン，2010より一部改変）

1. 手指衛生

必要物品の準備の前，カテーテルを挿入する直前に手指衛生を行います．

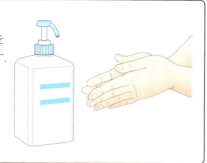

2. 必要物品の準備

①膀胱留置カテーテル留置セット
②滅菌手袋
③固定用テープ
④ビニール袋
⑤バスタオル，掛け物
⑥ビニールエプロン
⑦未滅菌手袋
⑧擦式アルコール製剤
⑨陰部洗浄用ボトル（微温湯入り）
⑩処置用シート．

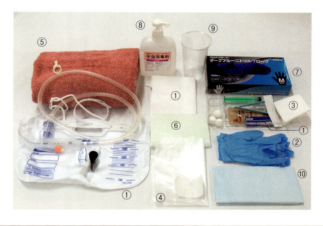

3. 患者への説明と排泄環境の整備

①患者にケアの必要性を説明します．
②窓やベッドのカーテンを閉めます．
③不必要な露出は避け保温に注意するために掛け物をします．
④処置用シートを敷き陰部洗浄をします．
挿入時に細菌を押し込んでしまう危険性があります．消毒前に陰部を洗浄し汚染を除去しましょう．

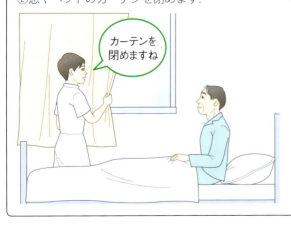

図1 膀胱留置カテーテル挿入のための適切な手技

4.膀胱留置カテーテル留置セットの確認
　（滅菌手袋を装着し確認・準備をします）
①カテーテル固定用バルーンに蒸留水を注入し，均一に膨らみ漏れがないか確認します．
②蓄尿バッグの排尿口が閉まっているか確認します．
③綿球に消毒薬をかけ，潤滑剤をトレーに出します．

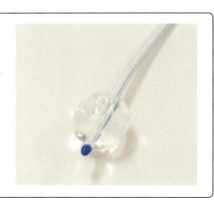

5.消毒
女性：外尿道口から肛門に向かって消毒します．　　**男性**：外尿道口中心部から外側に向かって円を描くように消毒します．

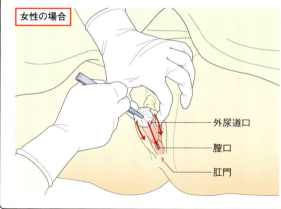
女性の場合 — 外尿道口／膣口／肛門

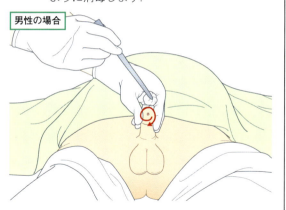
男性の場合

6.カテーテル挿入
カテーテル先端に潤滑剤を塗布します．その後，利き手でカテーテルを持ち，外尿道口から挿入します．

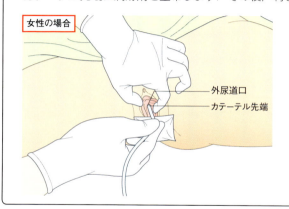
女性の場合 — 外尿道口／カテーテル先端

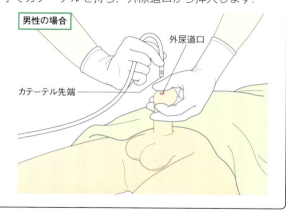
男性の場合 — 外尿道口／カテーテル先端

図1 膀胱留置カテーテル挿入のための適切な手技（つづき）

7. カテーテルを固定する

移動や尿道の牽引を防止するために，挿入後は膀胱留置カテーテルを適切に固定します．女性は大腿部に下向き，男性は下腹部に上向きに固定し，毎日固定位置を変更します．

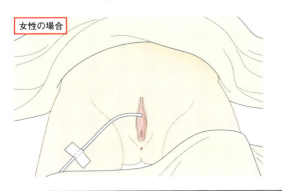
女性の場合

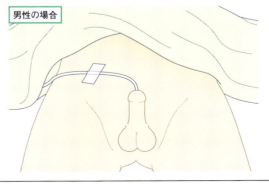
男性の場合

7. 蓄尿バッグを設置する

移動や尿道の牽引を防止するために，挿入後は膀胱留置カテーテルを適切に固定します．女性は大腿部に下向き，男性は下腹部に上向きに固定し，毎日固定位置を変更します．

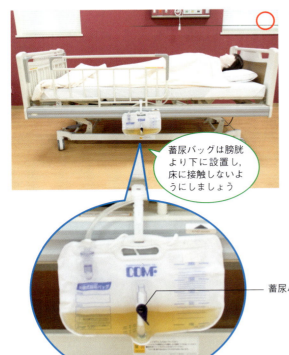

蓄尿バッグは膀胱より下に設置し，床に接触しないようにしましょう

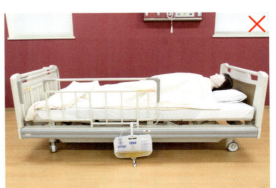

蓄尿バッグの排尿口は閉まっています

図1 膀胱留置カテーテル挿入のための適切な手技（つづき）

ポイント

CAUTIの原因になる細菌の侵入経路は3つです．
① 尿排泄口
② 膀胱留置カテーテルと蓄尿バッグの接続部
③ 膀胱留置カテーテル挿入時の操作，挿入部の汚染

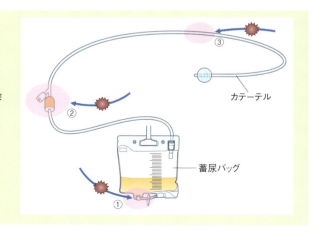

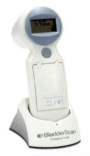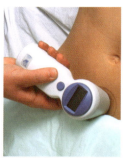

膀胱用超音波画像診断装置
ブラッダースキャンシステム BVI6100
（写真提供：シスメックス）

図2 膀胱用超音波画像診断装置

膀胱留置カテーテルの抜去

　膀胱留置カテーテル管理が不要になれば，すみやかに抜去します．膀胱留置カテーテルを長期に留置されていた患者は，膀胱萎縮による膀胱容量の減少に伴う頻尿や，尿漏れ，尿閉などの下部尿路症状を発症することがあります．下部尿路機能の回復のために，排尿日誌や残尿測定による情報収集を行います．

排尿日誌

　排尿時間，尿意の有無，尿量（自排尿），残尿量（計測値），導尿量，尿漏れ量（おむつやパッドへ吸収した量），飲水量などを記録し排尿状態を把握します．膀胱容量が400mL以上にならないようにします．なお，どれくらいの時間で尿がたまるか，カテーテル留置中の尿量を把握しておきましょう．

残尿測定

　膀胱用超音波画像診断装置（**図2**）がある場合は，簡便に残尿量を計測することができます．残尿量が100mL以上であれば間欠導尿を行います．残尿量が50mL以下になれば間欠導尿は中止します．

排尿自立指導料

　下部尿路機能障害を有する患者に対して，病棟でのケアや多職種チームによって下部尿路機能の回復のための包括的排尿ケアを実施した際に「排尿自立指導料」が算定できるようになりました．算定には施設基準や排尿ケアに関するマニュアルの作成などが必要です（**図3**）．

引用・参考文献はp.153を参照

下部尿路機能障害を有する患者に対するケアの評価

> 下部尿路機能障害を有する患者に対して、病棟でのケアや多職種チームの介入による下部尿路機能の回復のための包括的排尿ケアについて評価する。

(新) 排尿自立指導料 200 点（週1回）

[主な算定要件]
1 対象患者：尿道カテーテル抜去後に、尿失禁、尿閉等の下部尿路機能障害の症状を有する患者
　　　　　　尿道カテーテル留置中の患者であって、尿道カテーテル抜去後に下部尿路機能障害を生ずると見込まれる者
2 算定回数：週1回、計6回を限度として算定する。排尿ケアチーム及び病棟の看護師等のいずれか一方しか関与しなかった週は算定できない。

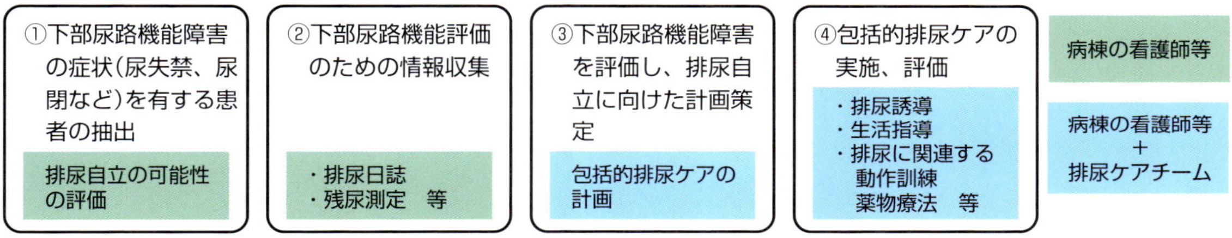

①下部尿路機能障害の症状（尿失禁、尿閉など）を有する患者の抽出	②下部尿路機能評価のための情報収集	③下部尿路機能障害を評価し、排尿自立に向けた計画策定	④包括的排尿ケアの実施、評価	
排尿自立の可能性の評価	・排尿日誌 ・残尿測定　等	包括的排尿ケアの計画	・排尿誘導 ・生活指導 ・排尿に関連する動作訓練 　薬物療法　等	病棟の看護師等 病棟の看護師等 ＋ 排尿ケアチーム

[施設基準]
①以下から構成される排尿ケアチームが設置されていること。
　ア 下部尿路機能障害を有する患者の診療について経験を有する医師
　イ 下部尿路機能障害を有する患者の看護に従事した経験を3年以上有し、所定の研修（16時間以上）を修了した専任の常勤看護師
　ウ 下部尿路機能障害を有する患者のリハビリテーション等の経験を有する専任の常勤理学療法士
②排尿ケアチームは、対象患者抽出のためのスクリーニング及び下部尿路機能評価のための情報収集等の排尿ケアに関するマニュアルを作成し、保険医療期間内に配布するとともに、院内研修を実施すること。

図3 排尿自立指導料

（厚生労働省：平成28年度診療報酬改定の概要. p.128, 2016
http://www.mhlw.go.jp/file/06-Seisakujouhou-12400000-Hokenkyoku/0000115977.pdf より 2017年11月28日検索）

4 排便ケア

✳ 排便コントロール

排便は，便を排泄するということを包括した用語ですが，排便量や排便回数は個人差があるため，正常な排便を定義することは難しいとされています．一般的な排便量は1日100〜250gで，バナナ2本分の重量を目安にするとわかりやすいと思います．

排便に支障が生じている状態を排便障害といい，便秘や下痢，便失禁などが含まれます．便通異常には，重篤な疾患が隠れている場合があり，患者のQOL低下をきたすことがあるため，症状観察とともに，患者さんの訴えに耳を傾ける必要があります．

良好な排便コントロールのために気をつけたいこと

- 食物繊維を十分に摂取する（**表1**）
- 腸内細菌叢を整えるために乳酸菌や発酵食品を摂取する（**表2**）
- 十分な水分を摂取する
- 適度な運動を行う

☀ 下痢

下痢とは，一般的に便が形をなさず液状から泥状の状態で，1日の排便量が200g以上と定義されることが多いです．便に含まれる水分が80％以上になると軟便になり，90％以上になると下痢便になります．下痢には急性下痢症と慢性下痢症があります．

急性下痢の原因は，消化不良，細菌やウイルス感染，食事アレルギー，抗がん薬等の薬剤性などがあり，通常1〜2週間で治癒します．慢性下痢は，2週間から1か月以上続くものをいいます．原因には，過敏性腸症候群，潰瘍性大腸炎，クローン病などがあります．

食事

下痢により，水分，栄養素，ナトリウム，カリウムなどの電解質が失われるため，症状があるときは，胃腸を休め，消化管への負担軽減が必要です．

- 刺激物（香辛料，冷たすぎるもの，熱すぎるもの，アルコール）を避ける
- 脂肪の多いものを避ける
- 食物繊維の多いものを避ける
- 1回量を減らし食事回数を増やす
- 十分な水分摂取（スープ，みそ汁，スポーツドリンク）を行う

薬物療法

下痢にはさまざまな要因があるため，原因に応じた適切な薬剤の使用が必要です．

- 急性下痢
  - 起因菌に対して感受性のある抗菌薬
  - 脱水，電解質補正のための輸液
- 慢性下痢（**表3**）
  - 消化管運動抑制薬
  - 収斂薬
  - 吸着剤
  - 生菌製剤

☀ 便秘

便秘とは一般的に週に3〜4日以上排便がない場合や，1日の排便量が35g以下の場合とされています．男性より女性のほうが高頻度に出現するといわれています．

表1　食物繊維の働き

- 便通を改善する
- 血中コレステロールの吸収を抑制する
- 腸内細菌叢のバランスを整える
- 有害物質の排出を促進する
- 血糖上昇を遅らせる

表2　プロバイオティクスの作用

- 病原菌から体を守る
- 腸内の腐敗を抑制する
- ビタミン（B_1, B_6, B_{12}, K），ニコチン酸，葉酸などを産生する
- 腸蠕動を促進する
- 免疫力を高め有害物質を吸着・分解する

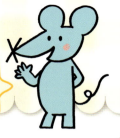

ここでは良好な排便のための排便コントロールについて解説します．

食事

腸内細菌叢のバランスを整え，適度な運動，規則正しい生活が必要です．十分な水分摂取は，便が固くならないようにするために必須で，起床後の冷水の摂取は腸蠕動を刺激するため有効です．油脂類は排便の潤滑作用が期待できます（**表4**）．

薬物療法

下剤の長期連用は薬物依存により，排便反射が妨げられ便秘がひどくなり，悪循環につながります．また，胃腸障害や，電解質異常・脱水の可能性もあります．診断のつかない腹痛のある患者さんには使用は禁忌です（**表5**）．

表3 慢性下痢のための薬物療法

薬物の種類	効果	薬物名（製品名）
消化管運動抑制薬	消化管運動を抑制する	・トリメブチンマレイン酸塩（セレキノン®） ・ロペラミド塩酸塩（ロペミン®） ・ブチルスコポラミン臭化物（ブスコパン®） ・メペンゾラート臭化物（トランコロン®） ・アヘンアルカロイド（リン酸コディン®）
収斂薬	腸粘膜を保護し粘膜刺激を弱め，腸蠕動を抑制する	・タンニン酸アルブミン（タンナルビン®）
吸着剤	腸管内の有害物質を吸着，除去する	・天然ケイ酸アルミニウム（アドソルビン®）
生菌製剤	各種乳酸菌製剤が腸内で乳酸菌等を産生し，病原性腸内細菌の増殖を抑制する	・ビフィズス菌（ラックビー®） ・ラクトミン（ビオフェルミン®） ・酪酸菌（ミヤBM錠®），耐性乳酸菌（ビオフェルミンR®，エンテロノン-R®）

表4 便秘によい食事

食物繊維を十分摂取する
　芋類（サツマイモ　里芋）　豆類（大豆　おから）　雑穀（玄米　ひえ）
　野菜類（ゴボウ　大根　れんこん）
　きのこ類（しいたけ　しめじ）
　海藻類（ひじき　わかめ）
　乾物（干し大根　きくらげ）
　ナッツ類（アーモンド　落花生）
　果物類（リンゴ　バナナ）
発酵食品（ヨーグルト　チーズ　味噌　納豆　漬物）を食べる
適度に油脂類（ごま油　オリーブオイル）を摂取する
水分を十分摂取する
1日3食バランスのよい食事をとる

（穴澤貞夫ほか：排泄リハビリテーション―理論と臨床，p.341，中山書店，2009）

表5 排便コントロールのための下剤

薬物の種類	効果	薬物名（製品名）
膨張性下剤	不溶性食物繊維などを吸水してゲル化し糞便量を増やす	・ポリカルボフィルカルシウム（ポリフル®） ・サイリウム（イサゴール®）
浸透圧性下剤	浸透圧比を利用して大腸内に水分を引き込み，便を軟化させる	・酸化マグネシウム（マグラックス®） ・ラクツロース
大腸刺激性下剤	大腸を直接刺激し，腸蠕動を亢進させ排便を促す．習慣性があるため注意が必要	・センナ（ヨーデルS®，アローゼン®） ・センノシド（プルゼニド®） ・ピコスルファート（ラキソベロン®）
坐薬	炭酸ガスによって腸蠕動を亢進させる	・炭酸水素ナトリウム（新レシカルボン坐剤®）

生活指導

排便習慣を整えるためには，自律神経機能が重要です．交感神経優位下では消化管活動は抑制されます．副交感神経優位下では促進されるため，規則正しい生活，リラックスする時間の確保，ストレスの原因除去，適度な運動が必要です．

また，便意を我慢しないことが大切です．便意を我慢することを続けると，直腸の感受性が低下し便秘が進行します．

経腸栄養患者の排便コントロール

経腸栄養時に発生する下痢，便秘は，消化器関連の合併症です．原因として，①投与速度，②投与温度，③栄養剤の種類，④衛生状態，⑤患者側の問題があげられます．

①投与速度

長期間腸管を使用していない患者さんの場合には，腸粘膜の萎縮や腸内細菌叢の乱れから消化機能が低下している場合があります．少量の栄養剤を，時間をかけて投与することから開始します（20mL/時程度）．

②投与温度

冷却された栄養剤を直接消化管に投与すると寒冷刺激となり腸蠕動が亢進することで，下痢を起こすことがあります．栄養剤は常温で投与します．

③栄養剤の種類（浸透圧，食物繊維含有の有無）

高浸透圧の栄養剤は下痢を誘発しやすくなります．ゆっくり投与し，腸管からの水分分泌と吸収のバランスが整うように調節する必要があります．

食物繊維が含有されている栄養剤であるかを確認し，含まれていない場合にはサンファイバー®などの食物繊維の追加投与を検討する必要があります．

④衛生状態

栄養剤の汚染による細菌性腸炎があります．8時間以内に投与を終了し，継ぎ足しをしてはいけません．ディスポーザブルタイプの栄養剤（RTH製剤）を用いることで細菌汚染を回避することができます．

⑤患者側の問題（偽膜性腸炎，乳糖不耐症，脂肪吸収障害など）

- 偽膜性腸炎：抗菌薬の使用により腸内細菌叢が変化することで，クロストリジウム・ディフィシル（*Clostridium difficile*）などの細菌が増殖し生じる感染性腸炎です．投与を中止し，薬物療法を行う必要があります．
- 乳糖不耐症：乳製品ではなく大豆などから精製した製品を選択します．
- 脂肪吸収障害：膵疾患の有無や腸管機能を確認し，脂肪含有量の少ない製剤に変更します．

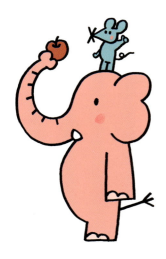

> ここでは患者さんがスムーズに排便を行うための行動療法について解説します．

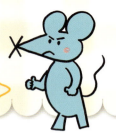

行動療法

患者さんの排便周期に合ったスムーズな排便が行えるように，排便習慣を確立する目的で行います．

生活指導と排便行動指導

①便意を我慢しないように指導します（便意を我慢することを繰り返すと便意が消失してしまいます）．
②便意がないのにむやみにトイレで努責を繰り返さないように指導します（肛門部の鬱血を招いてしまいます）．
③臥床患者であっても，プライバシーを保持し，腹圧が自然にかかる坐位姿勢を保つように指導します（可能な限り前傾坐位姿勢が望ましいです）．
④腸蠕動を動かすために適度な運動を行うように指導します．
⑤ストレスの少ない規則正しい生活習慣（生活リズム，食生活，運動）を身につけるように指導します．

便失禁に対する骨盤底筋訓練

骨盤底筋訓練の目的

骨盤底筋群の強化により，①随意筋である外肛門括約筋の収縮改善，②直腸の感覚改善を目的に行います．

対象

・肛門括約筋機能が弱いことで便失禁となっている患者さん
・直腸がん術後（低位前方切除術，超低位前方切除術，内肛門括約筋切除術）
・痔ろう術後
・分娩時肛門裂傷　など

方法

自宅トレーニングでは，椅子に座った姿勢で，腹部と陰部に手のひらをあてて，呼吸を止めずに肛門を締める．腹部にあてた手で，腹筋に力が入っていないことを確認するように説明するとよいでしょう（図1）．「3. 排尿ケア」図3の骨盤底筋訓練（p.126）も参照してください．

並行して，食生活の改善，薬物療法による排便コントロールを行う必要があります．

バイオフィードバック療法（図2）

バイオフィードバックとは，生体情報の出力の一部を生体に帰還させて，元の出力を低減または増大させる臨床技術[1]とされています．具体的には，目に見えない体の動きをモニター上に視覚化することで効果的に学習，訓練を行う方法です．肛門内圧を測定できる機械を用いて，肛門括約筋の収縮をモニターに表示することで，肛門括約筋の随意収縮の訓練を行います．限られた施設でしか行うことができない治療方法ですが，正しい骨盤底筋訓練を習得するためには有益な方法です．

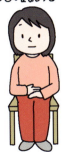

図1　便失禁に対する骨盤底筋訓練

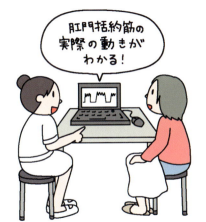

図2　バイオフィードバック療法

★ 浣腸　摘便

◎ 浣腸

浣腸とは，(経肛門的に)腸内へ薬剤を注入することです。具体的には，腸内容物(便)の排除，薬物の注入，腸の整復(腸重積症)などの治療を目的に，液体，薬剤，空気などを注入することをいいます。

目的

①グリセリン浣腸
- 直腸，S状結腸に貯留した便を柔らかく，滑りをよくして排出させる
- 大腸を機械的に刺激して腸蠕動を促進させる

②高圧浣腸
- 大量の液を直腸に注入し，腸蠕動を促進し主に下行結腸，S状結腸内の便を排出させる

適応

排便困難

内視鏡検査や結腸手術の前処置

副作用

浣腸による刺激や排便により腹痛，残便感，肛門不快感，血圧上昇，血圧低下
迷走神経反射による一過性に血圧が低下し意識消失

禁忌

頭蓋内圧亢進症状のある患者さん
重度の高血圧，心疾患を持つ患者さん
急性腹症，腹腔内炎症，消化管出血，消化管穿孔のリスクがある患者さん
下部消化管手術後の患者さん
全身状態の悪い患者さん

必要物品

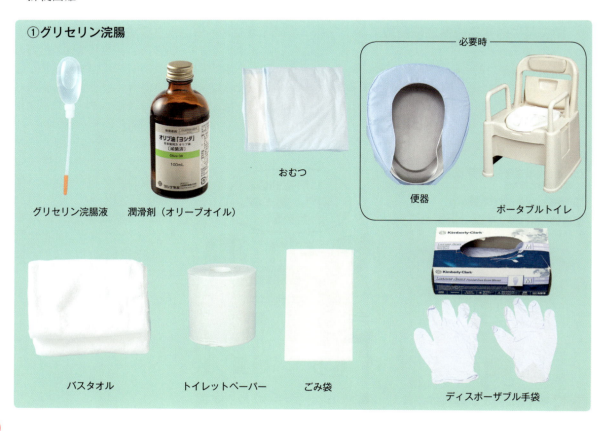

①グリセリン浣腸

グリセリン浣腸液　潤滑剤(オリーブオイル)　おむつ　便器　ポータブルトイレ（必要時）

バスタオル　トイレットペーパー　ごみ袋　ディスポーザブル手袋

ここでは浣腸と摘便を安全に行うための技術について解説します．

②高圧浣腸

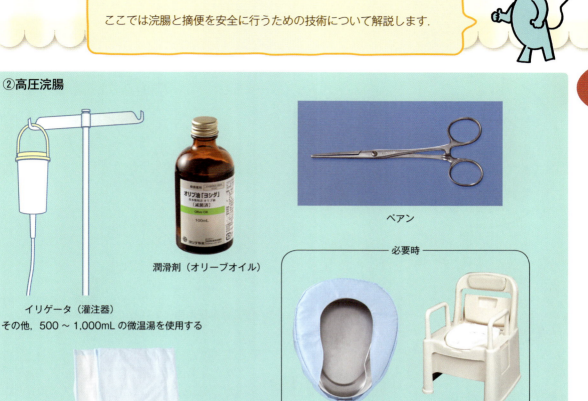

イリゲータ（灌注器）
その他，500～1,000mLの微温湯を使用する

潤滑剤（オリーブオイル）

ペアン

必要時

便器

ポータブルトイレ

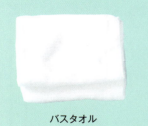

おむつ

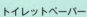

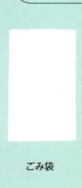

バスタオル

トイレットペーパー

ごみ袋

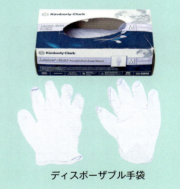

ディスポーザブル手袋

グリセリン浣腸の方法

①患者に必要性，体位（図1），方法を説明し同意を得て，事前に排尿を促します．

②浣腸液を40℃程度のお湯に入れて温めます．

 43℃以上では粘膜損傷の可能性があり，温度が低すぎると毛細血管が収縮し，血圧上昇や悪寒の可能性があるので，注意が必要です．

③患者は左側臥位で膝を曲げ，肛門が露出しやすい体位とし，臀部の下におむつを敷きます．また，バスタオルをかけ，露出を最小限とします．

 左側臥位にすると左側に位置しているS状結腸や下行結腸に浣腸液をスムーズに注入することができます．

④看護師は，患者さんの右側に立ち，ディスポーザブル手袋を装着し，チューブの先端から約10cmに潤滑剤をつけます．

⑤患者に口で息をするように声掛けをします．

 腹筋の力を抜く効果があります．腹圧がかかるとチューブが挿入しにくくなり，液が逆流してしまうおそれがあります．

⑥チューブを肛門から約6cm挿入します．抵抗が

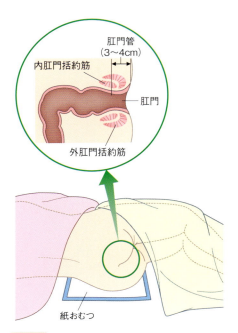

図1 グリセリン浣腸の体位

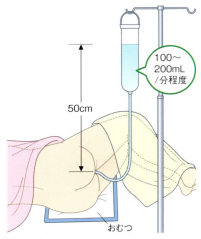

図2 高圧浣腸におけるイリゲーターの位置

あれば無理に挿入しないようにします．

POINT 5cm以下では肛門管内に液を注入してしまい便意を早く催してしまいます．また，挿入が長すぎると直腸穿孔の危険があります．抵抗があれば，直腸内の宿便の可能性があるため，摘便を行ってみましょう．患者が疼痛を訴えれば，痔や直腸狭窄などの可能性があります．

⑦浣腸液を60mLであれば約20秒で注入します．注入中は不快感，腹痛，冷汗等を観察します．

POINT 注入速度が早すぎると排便反射を生じます．遅すぎると患者が便意を我慢できなくなり排泄してしまいます．

⑧注入したらゆっくりとチューブを抜き，1～3分我慢し排便するよう説明します．注入後も不快感，腹痛，冷汗等を観察します．トイレで排便する場合には誘導します．

POINT 我慢してもらうのは便に水分を吸収させ軟化させるためです．

⑨排便時は腹部をマッサージしながら排便を促します．

⑩肛門周囲を清潔にします．

高圧浣腸の方法（図2）

グリセリン浣腸に準じますが，イリゲーターは肛門から50cmの高さに設置し，注入速度は100～200mL／分程度とします．注入後カテーテルを抜き，1～3分我慢し排便を促します．

POINT 注入後トイレで排便を行う場合には，トイレに近い場所で実施する必要があります．

摘便

摘便とは，自力で排泄できない直腸内の便を，指先で取り出し排便させる方法です．

目的
直腸内に貯留した硬便を排出させ，排便状態を整えます．

適応
腹部を視触診して，貯留した便が触れたり，直腸診で便塊が触れる患者さん
自力排便がみられない患者さん
全身状態の悪化などで，努責ができず自力排便ができない患者さん
神経因性直腸障害のある患者さん

禁忌
出血傾向のある患者さん
直腸内に腫瘍がある患者さん

直腸術直後の患者さん

摘便の方法（図3）

①患者さんに必要性，体位，方法を説明し同意を得ます．
②患者さんは左側臥位で，膝を曲げ肛門が露出しやすい体位とし，臀部の下におむつを敷きます．また，バスタオルをかけ露出を最小限とします．
③看護師は，患者さんの右側に立ち，ディスポーザブル手袋を装着し示指に潤滑剤をつけます．
④患者さんに口で息をするように声掛けをします．

POINT 腹筋の力を抜く効果があります．

⑤肛門にゆっくり示指を挿入し，便塊に触れたら少しずつかきだします．

POINT 粘膜損傷，疼痛や裂傷の可能性があるため少しずつ行います．

⑥便塊排出後は，可能であれば患者さんに軽く力んでもらいます．

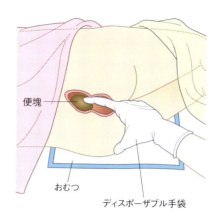

指先で少しずつ便塊を砕き出す

図3 摘便の方法

POINT 続いて便が排出されることがあります．腹部マッサージを行うと効果的です．

⑦排出後は肛門周囲を清潔にします．

引用・参考文献はp.153を参照

必要物品

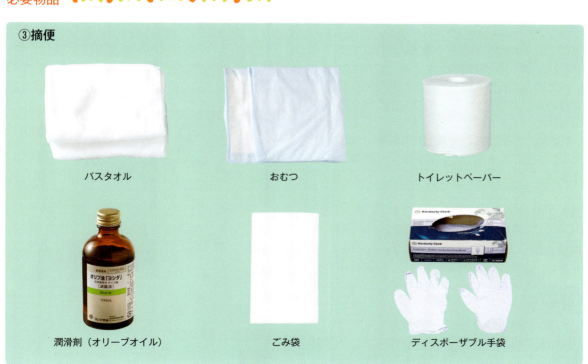

③摘便

バスタオル／おむつ／トイレットペーパー／潤滑剤（オリーブオイル）／ごみ袋／ディスポーザブル手袋

5 小児の失禁ケア

小児の失禁ケア

　小児期で排泄障害がある患者さんは，ほとんどが先天性疾患によるものです．そのため，排泄障害のある小児は失禁があることが普通であり，家族も排泄物の漏れは疾患によるしかたのないものととらえがちです．排泄指導が適切に行われなければ，社会生活を営むうえでの排泄のマナーが十分に習得されないまま集団生活に入り，アクシデントが起こる危険性が高くなります．

　小児期は成長発達していく時期であり，成長各期に応じた排泄障害に対する準備や予測される問題への早期対応が重要です．ここでは，小児の神経因性である二分脊椎の排泄障害を中心に発達段階別にケアをまとめます．

二分脊椎の排泄障害

　障害される脊髄のレベルや障害の程度によって，膀胱機能や排便機能の障害も異なります．

　排尿障害は，基本的には膀胱出口がゆるく尿が漏れやすいタイプと，漏れにくく膀胱内に尿が充満しているタイプに分けられます．尿が漏れにくいタイプでは膀胱内圧が高くなりやすく，腎機能が障害される危険性があり，清潔間欠導尿（以下，CIC）などの治療が開始されます．漏れやすいタイプでは，尿失禁が問題になります．

　排便障害は直腸肛門を支配する神経路の障害のため便意が出現せず，外肛門括約筋の随意的な弛緩と収縮ができないため便失禁をきたします．直腸肛門管と肛門周囲の皮膚知覚も障害されているため，便失禁にも気づきにくいという特徴もあります．

二分脊椎の排泄障害のケア

新生児期・乳児期のケア

　身体的成長や機能的発達が著しい時期です．情緒や情操などの精神面での発達も急速に芽生えてきます．

　子どもが生まれながらに病気を持っていることは，家族にとって大変衝撃的な出来事です．病気が告げられた時の母親の心理状態は，その後の疾病の受容過程にも影響を及ぼすため，家族の訴えや疑問をじっくりと聴き，その思いを受け止めます．

　この時期に退院となる症例が多く，家族には一般的な育児に加えて，医療行為の負担が生じます．家庭内でどのように実施していくのか具体的な調整や指導が必要です．

1）排尿障害のケア

　膀胱内圧が高いなど上部尿路の危険因子を持つ子どもでは，予防的CICが勧められています．

　導入時期が乳幼児期であれば，養育者，一般には母親へのCIC手技の指導が行われます（図1）．指導するときにはCICの目的を家族に十分に理解してもらうこと，CICは医療行為ではあるものの，患児の排泄行為であることを強調します．

　CICが不要な児の場合はおむつを使用している時期であり，排尿障害があっても家族のケアに大きな負担はありません．しかし児の排尿状態の把握のために排尿状態，ドライタイム*の有無や長さ，尿勢などを観察することは大切です．

2）排便障害のケア

　この時期は消化管の通過時間が短く，便性がゆるく，便も頻回に排泄されます．そのため，皮膚炎を起こしやすい時期です．排便のドライタイムが少ない場合は，ドライタイムを確保するために浣腸を開始することがあります．皮膚炎がない場

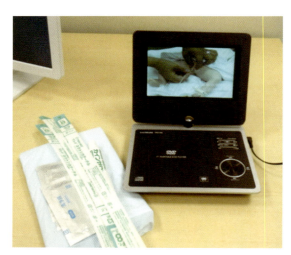

図1 家族指導用DVDを使用したCIC指導

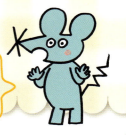

ここでは小児の発達段階別における失禁ケアについて解説します．

合でも，排便量，腹部状態，食欲などを観察し，問題があれば排便管理を開始します（図2）．

幼児期のケア

運動機能が発達し，行動範囲が広がり，自我が芽生えます．他児との排泄の状態が違うことを認識するのはこの時期です．後期になると手先の巧緻性と社会性が発達し，集団生活も始まるため，セルフケアに向けて指導を開始します．

幼児期は一般的に排泄が自立する時期であるため，排泄障害のある子どもの家族は，この時期に他児との違いを実感します．後期には就園があるため，排泄のケアが必要な場合は入園に関する調整が必要になります．

1）尿失禁対策

おむつを使用している場合は，本人ができるところからセルフケアを勧めます．セルフケアしやすいおむつやパッドへの変更を検討します．

2）清潔間欠自己導尿（CISC）指導

セルフケアに向けた準備を行います．本人には理解力に合わせCICの必要性について説明します．家族がCICをする際に，坐位がとれれば座って，または立位（主に男児）で行い，カテーテルが尿道口に入っていく様子，CIC手技を見る機会をつくります．そして「今はお母さんがしているけど，もう少ししたら練習して自分でできるようにしようね」と声をかけ，本人の気持ちの準備を整えていきます．

手技に関しては本人のできることから始め，で

きたことはほめ，手技のステップアップをはかります．導尿実施表（図3）を作成し，手技ができればシールを貼るなどの工夫で，本人のがんばりが目で確認でき，達成感を味わうことに役立ちます．

幼児期後半からはトイレで実施し，徐々に社会生活への適応をふまえた指導を行います．できれば学童期までには完成できるように進めます．しかし手先の巧緻性や理解力に個人差も大きく，個々に合った目標を設定することも大切です．

3）排便管理

幼児期以降では便秘傾向を示すことが多くなります．浣腸で規則的な排便を習慣づけ，失禁を減らし，積極的な社会参加ができるように指導します．

このころはいきむ（腹圧をかける）ことが上手にできず，浣腸が効果的にできない場合があります．そのため，全身運動を行い，腹筋を鍛え，いきむ練習を行います．排便管理がうまくいったときには十分にほめ，達成感，有能感を味わえるようなかかわりを持ちます．就学前までに便失禁が減らないときには，結腸全体を洗浄することにより便失禁防止効果の高い洗腸（図4）など他の排便管理の導入を検討します．

学童期のケア

就学は，本格的な社会生活のはじまりです．子どもの病状や排尿ケアの自立の程度，実施時間や場所，介助の必要性と方法，物品の保管方法，他児への配慮等について学校関係者と調整します．運動会，プール，遠足，宿泊教室等の行事ではその都度の調整が必要になります．

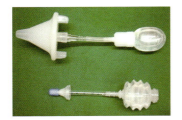

図2　肛門ストッパー

肛門がゆるく浣腸液が漏れる場合は，肛門ストッパーを使用した浣腸を実施する．

用語解説

＊ドライタイム
排泄物で皮膚が濡れていない時間

図3　導尿実施表

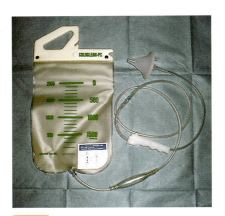

図4 洗腸物品

スピーディカテ®ネラトン（女性用, 30, 男性用, チーマン男性用あり）

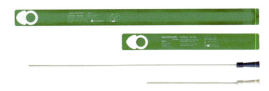

スピーディカテ®コンパクトM（男性用）

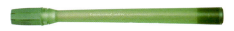

スピーディカテ®コンパクトF（女性用）

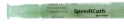

（写真提供：コロプラスト）

図5 親水コーティングのカテーテル

親水コーティングのカテーテルを使用することで潤滑剤が不要となり物品の量や手技が簡略される.

1）尿失禁対策・自己導尿ケア

排尿ケアを適切に実施できる方法について学校と話し合います．特に排泄ケアを安心して行える場所を確保することは大変重要です．

セルフケアが確立し，本人がひとりで排泄ケアを行うようになると面倒くさい，恥ずかしい，時間がないなどの理由で適切に実施されないことがあります．担任などに協力を求め実施時間に声をかけてもらう，排泄ケアの実施場所の再検討などの対策も有効なことがあります．CICでは学校での実施に負担の少ない工夫も必要です（図5）.

2）排便管理

学校の宿泊行事を目標とし，セルフケアを導入します．見えない，皮膚感覚の乏しい位置（肛門）へのアプローチであり，セルフケア確立までには時間を要し，根気強いかかわりが必要になります．

思春期のケア

思春期は，周囲との人間関係や自己に対する関心が高まります．将来に対する希望や不安によって精神的に不安定になりやすい時期であるため，自己の身体に関して正確な知識を持つことが重要です．患者会などで同じ立場の仲間とかかわることも，精神的支援の強化となります．

1）排便管理

さまざまな排便管理方法〔洗腸や順行性浣腸（洗腸）*路造設など〕を提案し，社会生活に応じた実施しやすい方法を，自ら選択できるようにします．

2）管理不良時のケア

手技の習得や必要性についての知識や理解は十分であるのに，学校生活のなかでCICができない子どもは少なくありません．集団の中で他児と異なる行動が精神的負担につながり，友人関係が最優先され適切な管理ができないことがあります．

排泄ケアの必要性を説明し，できない理由や患者の気持ちを受け止め，適切に管理ができるよう十分に話し合い，患者さん自身が納得できる解決策を共に考えていきます．さらに本人がCICや浣腸などを自分の排泄行為として受容できるよう，また，継続した排泄管理ができるように支援していくためには，プライバシーに配慮した定期的なフォローアップが必要となります．

排泄の習慣を獲得させるために

排泄の習慣を獲得させるためには，患者・家族と医療従事者ともに継続した根気強いかかわりが必要です．児の積極的な行動やちょっとした効果に対するほめ言葉，称賛の態度などで喜びを共有し，進めていきます．

排泄の問題は非常にデリケートであり，かかわる際には患者・家族との信頼関係を築き，プライバシーに配慮することが大切です．

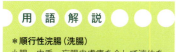

用語解説

＊順行性浣腸（洗腸）
小腸，虫垂，盲腸皮膚瘻を介して液体を注入し順行性に浣腸（洗腸）を行う方法．

1 排尿・排便障害専門外来の流れ

ここでは排尿・排便障害専門外来の受診の流れやケアについて解説します．

✪ 排尿・排便障害専門外来の流れとケア

排尿障害専門外来は全国的にも数が増えてきましたが，排便障害専門外来はまだまだ数が少ないのが現状です．尿と便を分けて考えずに「排泄に関する問題」を持つ方全般を対象とした「コンチネンス外来」や「排泄ケア外来」，排泄に関することだけではなく骨盤内臓器脱などの骨盤底に生じた問題にも対応できる「骨盤底外来」や「女性泌尿器外来（ウロギネ）」といった外来を立ち上げている施設も増えています．

◉ 専門外来の種類（図1，2）

泌尿器科や消化器外科，婦人科などの医師が中心となっている専門外来もあれば，認定看護師やコンチネンスアドバイザーなど看護師が行っている専門外来もあります[1]．医師が行う専門外来では検査によって排泄障害の原因を明確にすることと，処方や手術といった治療をメインに行います．看護師が行う専門外来では検査のほか理学療法や生活指導，ケア用品の選択と管理方法の指導，スキンケア指導なども行います．

◉ 対象患者

排尿障害専門外来は頻尿や尿失禁を主訴とする患者さんが，排便障害外来には便失禁や排便困難を主訴とする患者が対象となります[2]．患者さんが直接専門外来の受診を希望することもあれば，泌尿器科や外科などの一般外来を受診した際に専門外来を勧められることもあります（表1，2）．

◉ 専門外来の環境

排泄に関する内容を安心して話すことができることと，陰部を露出する検査や治療を安心して受けられるように，完全な個室であることや話し声が廊下や中待合室に聞こえないなど，プライバ

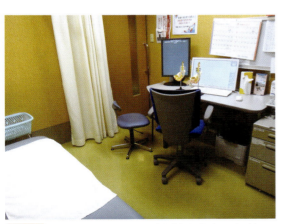

図1 排尿障害専門外来の1例（洛和会音羽病院）

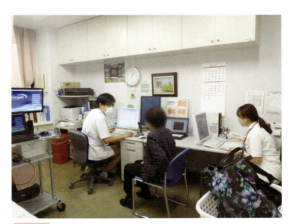

図2 排便障害専門外来の1例（京都民医連中央病院）

表1 排尿機能障害専門外来の受診例

- 尿失禁
- 頻尿
- 自己導尿指導
- 骨盤内臓器脱
- 尿失禁手術前後の生活指導
- 尿路カテーテル管理上のトラブル

表2 排便機能障害専門外来の受診例

- 便失禁
- 便秘
- 排便困難

シーが確保された環境で行います．診察室ではリラクゼーション効果が期待できるBGMなどを流すこともあります．静かすぎて緊張感が高まり検査や指導に支障をきたさないようにすることと，排泄行為を伴う検査の際に排泄音が聞こえないように配慮することが目的です．

患者さんが検査や指導をスムーズに受けられるように準備物品を用意しておきます（表3，図3）．特別な機器類がなくても排泄障害専門外来を設置することは可能です．

専門外来における看護師の役割

排尿・排便障害専門外来における看護師の役割は，症状の改善だけを目的とせずに，あらゆる面から患者さんをサポートすることです．失禁があったとしても適切な排泄ケア用品を選択することによって社会的に自立したソーシャルコンチネンスという状態を目指すことで社会生活への影響を最小限にすることができます．そのためにも，生活環境や心理面への影響なども含めたかかわりが求められます．

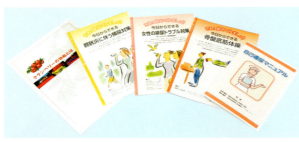

図3 さまざまな指導用パンフレット類

表3 専門外来での準備物品

- 質問票
- 排尿日誌用紙，排便記録日誌（記入例も用意しておくと良い）
- 検査機器（簡易残尿測定器，超音波，尿流測定装置など）
- おむつ類，吸水パッド，軽度便失禁用パッド，軟便パッドなどのサンプル
- 指導や説明用パンフレット類
- バイオフィードバック機器
- パッドテスト一式（はかり，パッド類，記録用紙）
- スキンケア用品

受診の流れ（表4）

ここでは皮膚・排泄ケア認定看護師が行う専門外来の一例を説明します．

予約

プライバシー保護の観点と予約時間枠を1人の患者さんだけにあててゆったりとケアできることから完全予約制で行っています．予約枠の設定は，初回介入時は問診に時間をかけられるように60分，2回目以降は30分枠としています．

1) まずは基本的な問診や受診の理由を明確にするために，排尿障害の場合は泌尿器科，排便障害であれば消化器外科の一般外来を受診します．
2) 専門的な検査と指導についての医師の指示をもとに専門外来の予約を入れます．このときに専門外来を受診する目的を説明しておきます．

情報収集

一般外来ではなかなか時間をとって病歴を聴取することが難しいですが，専門外来では認定看護師などが30分程度の時間をかけてゆったりと話を聞くことができます．患者さんにとっては，看護師に治療薬や手術後の不具合など「医師には言えない」ことを話すことができる場となります．排泄に関する悩みを誰にも相談できずにいる患者さんも多いため，初回のかかわりでは特に患者さんの言葉を遮らないように傾聴します．また，日常生活上の不便を具体的なエピソードとして確認します．

表4 受診の流れ

1. 予約	一般外来を受診
2. 情報収集	排尿・排便障害の状態を分析するための問診
3. 検査	各種検査
4. ケア・指導	行動療法，理学療法，生活療法，食事指導，生活指導 ケア用品の選択と管理方法に関する指導，スキンケア指導，心理的ケア
5. 再評価	1～2か月サイクルで評価を繰り返す

検査（表5）

医師や臨床検査技師などとともに実施する検査と，医師の指示のもと看護師が実施できる検査があります．患者さんがスムーズに検査できるように環境を整えます．

ケア・指導

排泄障害のケアには，内服薬や手術などの治療によって改善が期待できるものが多い一方で，行動療法や生活指導，排泄ケア用品の選択などの指導が必須となります．

●ケア用品選択と管理指導

患者さんの症状や身体条件，生活環境やライフスタイルに適したおむつやカテーテル類，失禁管理用品を選択します．適切な使用方法についてや，起こり得る合併症とその対処法についても説明します．

●行動療法・生活指導

膀胱訓練や骨盤底筋訓練の指導を実施します．また，食事や排泄習慣，ライフスタイル上の問題点を明確にして改善に向けて個人に合わせた目標設定と取り組み方法についてのアドバイスをします．

●スキンケア指導（表6）

特に排便障害を有する患者さんの場合は排泄物による皮膚障害を予防するかかわりが必要です．自宅のトイレ環境や日常生活の中で継続できる方法を指導していきます．

●心理的ケア

排泄障害を有する方や過去に失禁した経験を持つ方は，家族や友人などの身近な存在であっても尿失禁を他者に打ち明けることへの抵抗があったり，相談することに躊躇していることが多々あります[3]．初回介入時に「これまで誰にも話せなかった」といったさまざまなエピソードを涙ながらに語る患者さんは多くいます．患者さんによっては「話を聞いてくれる専門家がいる」ということが心理的な危機的状況を脱する一助となることがあります．

また，失禁によって，臭気や衣類の汚染を気にして外出を控えたり他者との交流を控える方は多く，自尊心やQOLが大きく低下することが知られています．下部尿路症状と精神症状とくにうつ症状が関連するとも言われており，切迫性尿失禁は腹圧性尿失禁よりもうつ症状を合併しやすいとの報告［金城真実，嘉村康邦ら，2014］もあります．場合によっては心理療法士や精神科での治療についても説明します．

再評価

骨盤底筋訓練や自己導尿指導などの場合は週単位で再評価を行うこともありますが，通常は2〜3か月ごとに行います．排泄ケアには生活指導が欠かせないため，行動変容までのモチベーション維持を目的としてかかわります．

専門外来を受診する患者さんの中には症状の改善がなくても満足感を得ている場合もあります．

表5 排尿・排便障害における検査の例

排尿障害
・パッドテスト
・残尿測定
・骨盤底筋収縮評価
排便障害
・骨盤底筋収縮評価

表6 排尿・排便障害専門外来でのケア・指導例

排尿障害専門外来でのケア・指導例
・骨盤底筋訓練指導
・バイオフィードバック訓練
・膀胱訓練
・飲水指導
・食事指導
・ケア用品の選択と管理方法の指導
・スキンケア指導
・自己導尿指導
・リングペッサリー自己着脱指導
排便障害専門外来でのケア・指導例
・骨盤底筋訓練指導
・バイオフィードバック訓練
・排便習慣指導
・スキンケア指導
・食事指導
・ケア用品の選択と管理方法の指導

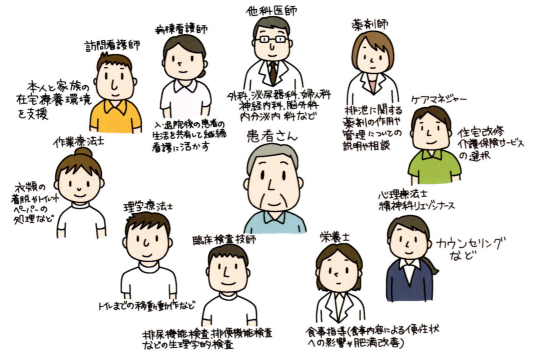

図4 多職種チーム

症状だけではなく，QOLや治療に関する満足度も客観的な指標を用いて評価しておく必要があります．

排泄ケアにかかわる専門家との連携システム

排泄に悩みを持つ患者さんを全人的にサポートするためには，医師や看護師だけではなく，多職種チームでかかわることが望まれます（図4）．病院内だけではなく，患者本人や家族を支える在宅でのネットワークも活用していきます．

専門外来の周知

せっかく専門家がいることも，患者さんやその家族に認知されていなければ受診行動につながりません．院内のトイレに専門外来を実施していることを掲示することで排泄障害を有する患者さんの目にとまりやすくなります．インターネットや新聞というツールを利用することで患者さんだけではなく家族などからの介入も期待できます[4]．

また，他科外来スタッフや各病棟スタッフなどに専門外来を開設していることやその内容を周知させることも重要です．どの診療科にも排泄に困っている患者さんがいます．その診療科のスタッフから専門外来の受診を検討するように勧めてもらうことで，受診につながることもあります．

今後の専門外来

これまで専門外来で出会った患者さんの多くから「過去に医療者に失禁があることを打ち明けたときに"加齢のせい"と片づけられた」という悲しいエピソードを聞きました．このようなことが起こらないためにも，患者さんへの働きかけだけではなく，医療者の意識改革を含めた取り組みが必要です．

排尿・排便障害を有する患者さんにとって，何か問題が起きたときに相談する場所が明確になっているという安心感を与えることは，排尿・排便障害専門外来の大きな役割のひとつだと感じています．患者さんの心の拠り所となりうる排尿・排便障害専門外来が今後増えることが望まれます．

引用・参考文献はp.153を参照

専門外来のある施設

ストーマ外来

　ストーマ外来は，一般社団法人 日本創傷・オストミー・失禁管理学会事務局が運営するサイト（http://www.jwocm.org/web_stomacare/clinic.php）で，検索できます（図）．現在，全国で666施設（2017年12月現在）が登録されています．

　ストーマ装具のメーカー「コロプラスト」のサイトでは，検索サイトの使い方を説明したページを公開しています（https://www.coloplast.co.jp/stoma-care/people-with-a-stoma/stoma-gairai/）．

　また日本ストーマ・排泄リハビリテーション学会では，ストーマを保有する，あるいはこれから造設される予定の患者さんが安心して病院を選択できることを目的に，ストーマ認定施設の認定を実施しています．

認定の要件は以下のとおりです．

> 1) 申請前直近の5年間で20例以上のストーマ造設手術が行われていること．
> 2) ストーマに関連する外来を有すること．
> 3) ストーマ認定士の資格を有するものが，医師，看護師それぞれが1名以上常勤していること．
>
> （http://www.jsscr.jp/nintei/ninteish-isetsuannai.html（2018年1月15日閲覧））

　認定施設の一覧は，日本ストーマ・排泄リハビリテーション学会のウエブサイト（http://www.jsscr.jp/）にて，閲覧できます．現在，25施設（2017年12月現在）が認定されています．

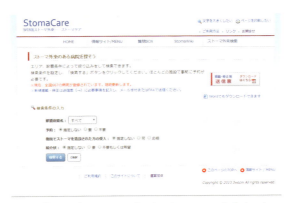

http://www.jwocm.org/web_stomacare/clinic.php

図　ストーマ外来の検索画面

コンチネンス外来

　日本コンチネンス協会のホームページには，国内のコンチネンス協会の支部（北海道，首都圏，北陸，長野）などのリンク先の紹介のほか，排泄についての悩み相談（排泄の困りごと110番）も受け付けています．
http://www.jcas.or.jp/network.html#kokunai
（2018年1月閲覧）

　便失禁の検査／治療ができる病院は，以下のサイトで検索できます．
http://oshiri-kenko.jp/search/list.php
（2018年1月閲覧）

引用・参考文献

第1部 ストーマケア

第1章 ストーマケアのための基礎知識

1) ストーマ・排泄リハビリテーション学会：ストーマ排泄リハビリテーション学用語集．第3版，p.30，金原出版，2016．
2) ストーマリハビリテーション講習会実行委員会編：ストーマリハビリテーション基礎と実際．第3版，p.142，2016．
3) 羽渕友則：患者さんへの説明に使える！泌尿器がんのすべて．泌尿器科ケア夏季増刊，p.168，メディカ出版，2013．
4) 松田久雄ほか：マインツパウチ術後合併症の検討―とくに導管口狭窄対策についての検討．泌尿器科紀要，44（9）：633-637，1998．
5) ストーマ・排泄リハビリテーション学会：ストーマ排泄リハビリテーション学用語集．第3版，p.34，金原出版，2016．
6) 徳永恵子編：そのまま使えるストーマ・セルフケア実践指導マニュアル，p.17，メディカ出版，2006．
7) 医療情報科学研究所：病気が見える1消化器．第5版．メディックメディア，2016．
8) 落合慈之監：消化器疾患ビジュアルブック．第2版，学研メディカル秀潤社，2016．
9) 高橋章子：最新基本手技マニュアル．エキスパートナースMOOK17，p.255，照林社，2002．
10) 松原康美編：ストーマケア実践ガイド．p.9-37，学研メディカル秀潤社，2013．
11) 板橋道朗ほか：管理に適したストーマの造設術．WOCナーシング，2（3），p.50-55，2014．
12) 羽渕友則：患者さんへの説明に使える！泌尿器がんのすべて．泌尿器科ケア夏季増刊，メディカ出版，2013．

第2章 ストーマ造設前のケアのポイント

1) Andrea A et al：The influence of husband's or male partners' support on women's psychosocial adjustment to having an ostomy resulting from colorectal cancer. J Wound Ostomy Continence Nurse, 36（3）：299-305, 2009.
2) 小林益美ほか：人工肛門造設を告知された患者の診断から入院までの体験．長野県看護大学紀要，11：29-38, 2009．
3) ストーマリハビリテーション講習会実行委員会編：ストーマリハビリテーション基礎と実際．第3版，p.142，2016．
4) 大阪府済生会千里病院ERASプログラム http://www.senri.saiseikai.or.jp/hospital/department/surgery/eras.html（2017年8月18日閲覧）

第3章 ストーマ装具の装着手技とスキンケア

ストーマ装具装着と交換の手順

1) ストーマリハビリテーション講習会実行委員会編：ストーマリハビリテーション基礎と実践第3版．p.153-158，金原出版，2016．
2) 松原康美編：ストーマケア実践ガイド術前から始める継続看護．p.93-96．学研メディカル秀潤社，2013．

小児のストーマケア

1) 石川眞理子：小児のストーマケア．ストーマリハビリテーション講習会実行委員会編：ストーマケア実践と理論．第1版，p.226-234，金原出版，2006．
2) 保州伸代：消化器ストーマの術前ケア．溝上祐子ほか編：小児創傷・オストミー・失禁管理の実際．第1版，p.118-113，照林社，2010．
3) 渡部寛子：消化管ストーマの術後ケア．溝上祐子ほか編：小児創傷・オストミー・失禁管理の実際．第1版，p.114-117，照林社，2010．
4) 鎌田直子：ストーマ管理．青山興司編：小児外科看護の知識と実際．第1版，p.314-324，メディカ出版，2004．
5) 鎌田直子：尿路ストーマのケア．溝上祐子ほか編：小児創傷・オストミー・失禁管理の実際．第1版，p.123-127，照林社，2010．
6) 小児のストーマケア．関西ストーマケア講習会テキスト，p.92-103，関西ストーマ講習会実行委員会，2016．

第4章 術後から退院までのケアのポイント

1) 山本由利子：ストーマ製品の種類と選択のポイント．松原康美編：ストーマケア実践ガイド，p.97-111，金原出版，2016．
2) 安田智美：ストーマ用品の分類．ストーマリハビリテーション講習会実行委員会編：ストーマケア基礎と実際．第3版，p.96-101，金原出版，2016．
3) 日本ストーマ・排泄リハビリテーション学会編：ストーマ・排泄リハビリテーション学用語集．第3版，p.56，金原出版，2015．
4) 犬村裕子：ストーマ皮膚の予防的スキンケア．ストーマリハビリテーション講習会実行委員会編：ストーマケア基礎と実際．第3版，p115-120，金原出版，2016．
5) 山本由利子：ストーマ管理条件を左右する因子．穴澤貞夫編：ストーマ装具選択ガイドブック 適切な装具の使い方．p.28-31，金原出版，2012．
6) 秋山紀美子：ストーマ装具の種類・特徴と分類．穴澤貞夫他編：ストーマ装具選択ガイドブック 適切な装具の使い方．p.22-27，金原出版，2012．
7) ストーマ・排泄リハビリテーション学会：ストーマ排泄リハビリテーション学用語集．第3版，p.135，金原出版，2016．

第5章 退院時の継続的ケアのポイント

セルフケア支援（食事，生活指導）

1) 齋藤由香：ストーマ保有者の生活支援．ストーマリハビリテーション講習会実行委員会編：ストーマケア基礎と実際．第3版，p.289-306，金原出版，2016．

社会資源の利用

1) 訪問看護ナビ：社会資源としての在宅看護の必要性．http://homonkango.net/about/begin/more/0039/index.html（2017年8月28日閲覧）
2) 関西ストーマ講習会実行委員会編：関西ストーマケア講習会テキスト．平成28年5月改訂版．関西ストーマ講習会実行委員会，2016．
3) ストーマリハビリテーション講習会実行委員会 編：ストーマリハビリテーション基礎と実際．第3版，金原出版，2016．
4) 松原康美編：ストーマケア実践ガイド．学研メディカル秀潤社，2014．

退院時指導のポイント

1) ストーマリハビリテーション講習会実行委員会編：ストーマリハビリテーション実践と理論．p. 104，金原出版株式会社，2008．
2) ストーマリハビリテーション講習会実行委員会編：ストーマリハビリテーション実践と理論．金原出版，2008．
3) ストーマリハビリテーション講習会実行委員会編：ストーマリハビリテーション基礎と実際．金原出版，2016．
4) 松原康美ほか：ストーマ造設術の術前ケア．月刊ナーシング，32（1），2012．
5) 溝上祐子監：ナースのためのやさしくわかるストーマケア．ナツメ社，2013．
6) 菅井亜由美編：ストーマ術後ケアまるっとわかるQ＆A95．メディカ出版，2013．
7) 熊谷英子監：ストーマケアのコツとワザ201．消化器外科NURSING秋季増刊，メディカ出版，2010．

抗がん薬使用中の患者のストーマケア

1) 田墨惠子：便秘・下痢．スキルアップがん化学療法看護（荒尾春恵ほか編），p.60-68，日本看護協会出版，2010．
2) 田墨惠子：末梢神経障害スキルアップがん化学療法看護（荒尾春恵ほか編），p.87-93，日本看護協会出版，2010．
3) 田墨惠子：末梢神経障害（濱口恵子ほか編），がん化学療法看護．p.120-126，中山書店，2007．
4) 成松恵：皮膚障害（荒尾春恵ほか）．スキルアップがん化学療法看護．p.102-109，日本看護協会出版，2010．
5) アバスチンインタビューフォーム 第15版，中外製薬 2015．
6) 日本がん看護学会，日本臨床腫瘍学会，日本臨床腫瘍薬学会編：がん薬物療法における暴露対策合同ガイドライン．投与中・投与後の患者の排泄物・体液／リネン類の取り扱い時の暴露対策．がん薬物療法における暴露対策合同ガイドライン．金原出版，p.66-67，2015．

第6章 ストーマ合併症とその対策のポイント

ストーマ合併症・ストーマ装着部位のアセスメント

1) 舟山 裕ほか：ストーマの合併症とその管理．ストーマリハビリテーション講習会実行委員会編：ストーマリハビリテーション基礎と実際．第3版，p.208-228，金原出版，2016．
2) 田澤賢次ほか：ストーマの合併症とその対策．ストーマリハビリテーション講習会実行委員会編：ストーマケアー基礎と実際．p.243-290，金原出版，1997．
3) 日本ストーマリハビリテーション学会編集：ストーマリハビリテーション学用語集．第3版，金原出版，2015．
4) 積美保子：術後のトラブル対処法．伊藤美智子編：ストーマケア．p.152-196，学研メディカル秀潤社，2004．
5) ストーマリハビリテーション講習会実行委員会編：カラーアトラス ストーマの合併症．金原出版，1995．
6) 渡辺成：ストーマ管理困難とその対策．ストーマリハビリテーション講習会実行委員会編：ストーマリハビリテーション実践と理論．p.279-289，金原出版，2006．
7) 大村裕子編：カラー写真で見てわかるストーマケア．第3章 合併症のあるストーマケア．p.96-120，メディカ出版，2007．
8) 日本ET/WOC協会編：ストーマケアエキスパートの実践と技術．照林社，2007．

ストーマ装着部位の重症度評価

1) 一般社団法人日本創傷・オストミー・失禁管理学会学術教育委員会（オストミー担当）編：ABCD-Stoma®に基づくベーシック・スキンケア ABCD-Stoma®ケア．照林社，2014．

ケアの実際

1) 日本ストーマ・排泄リハビリテーション学会編：日本ストーマ・排泄リハビリテーション学用語集，第3版，p.32-33，金原出版，2016．
2) ストーマリハビリテーション講習会実行委員会編：ストーマリハビリテーション基礎と実際．第3版，p.236，金原出版，2016．

第2部 排泄ケア

第1章 排泄ケアのための基礎知識

排尿機能障害の症状

1) 本間之夫ほか：下部尿路機能に関する用語基準―国際禁制学会標準化部会報告．日本排尿機能学会誌，14（2）：278-289，2003．
2) 日本排尿機能学会過活動膀胱診療ガイドライン作成委員会編：過活動膀胱診療ガイドライン．第2版，p.12，リッチヒルメディカル，2015．
3) 本間之夫ほか：排尿に関する疫学的研究．日本排尿機能学会誌，14(2)：266-277，2003．
4) 岡田卓也ほか：男性の下部尿路症状が包括

的健康関連QOLに及ぼす影響の検討．日本泌尿器科学会誌．106（3）：172-177，2015．
5）西村和美ほか：尿失禁が他者との交流に及ぼす影響と対処行動―自立高齢女性を対象に潜在的なニーズにも着目して．日本看護研究学会雑誌．38（4）：61-72，2015．
6）日本排尿機能学会過活動膀胱診療ガイドライン作成委員会編：過活動膀胱診療ガイドライン．第2版，p.7，リッチヒルメディカル，2015．

排尿機能障害のアセスメント
（問診・アセスメント・排尿機能検査）

1）日本排尿機能学会女性下部尿路症状診療ガイドライン作成委員会編：女性下部尿路症状診療ガイドライン．p.54-76，リッチヒルメディカル，2013．
2）日本排尿機能学会男性下部尿路症状診療ガイドライン作成委員会編：男性下部尿路症状診療ガイドライン．p.44，ブラックウェルパブリッシング，2008．
3）本間之夫ほか：International Prostate Symptom ScoreとBPH Impact Indexの日本語訳の言語的妥当性に関する研究．日本泌尿器科学会雑誌．93（6）：669-680，2002．
4）日本排尿機能学会過活動膀胱診療ガイドライン作成委員会編：過活動膀胱診療ガイドライン．第2版，p.102-112，リッチヒルメディカル，2015．
5）後藤百万ほか：尿失禁の症状QOL質問票―スコア化ICIQ-SF（International Consultation on Incontinence-Questionnaire：short form），日本神経因性膀胱学会誌．12：227-231，2001．
6）本間之夫ほか：尿失禁QOL質問票日本語版の妥当性の検討．日本排尿機能学会誌．13：247-257，2002．
7）一般社団法人日本創傷・オストミー・失禁管理学会編：平成28年度診療報酬改定「排尿自立指導料」に関する手引き．p.24，照林社，2016．
8）泌尿器科領域の治療標準化に関する研究班編：女性尿失禁診療ガイドライン．EBMに基づく尿失禁診療ガイドライン．じほう，2004．

排便機能障害

1）日本大腸肛門病学会編：便失禁診療ガイドライン2017年版．p.32-36，南江堂，2017．
2）一般社団法人日本創傷・オストミー・失禁管理学会編：排泄ケアガイドブック．p.21-25，p.26-28，p.158-182，照林社，2017．
3）大西一徳ほか編：下痢止め隊が答える！「便秘」「下痢」対応の根拠Q&A．Expert nurse．30（2）：22-56，2014．
4）木村琢磨ほか：コモンプロブレムへのアプローチ　便秘問題，すっきり解決！．総合診療のGノート．4（4）：705-785，2017．
5）福本陽平ほか監：病気がみえる　消化器．第4版，p.2-14，p.94-101，メディックメディア，2010．
6）神山剛一：便秘．WOC Nursing．3（8）：56-65，2015．
7）山名哲郎：下痢．WOC Nursing．3（8）：66-73，2015．
8）国武ひかりほか：排便姿勢と排便出力．WOC Nursing．3（8）：92-101，2015．

第2章　排泄ケアの実際

トイレの環境の整備

1）一般社団法人日本創傷・オストミー・失禁管理学会編：排泄ケアガイドブック．p.91-92，照林社，2017．
2）穴澤貞夫ほか：排泄リハビリテーション―理論と臨床．中山書店，2009．

尿器・便器の使い方と選択

1）一般社団法人日本創傷・オストミー・失禁管理学会編：排泄ケアガイドブック．p.91-92，照林社，2017．
2）NPO法人日本コンチネンス協会：http://www.jcas.or.jp/tool-a.html http://www.jcas.or.jp/ より2017年9月23日検索

スキンケア

1）日本ストーマリハビリテーション学会編：ストーマリハビリテーション学用語集第2版．p.66，金原出版，2003．
2）一般社団法人日本創傷・オストミー・失禁管理学会編：排泄ケアガイドブック．p.230-246，照林社，2017．
3）田中秀子ほか監：失禁ケアガイダンス．p.345-354，日本看護協会出版会，2007．
4）日本がん看護学会編，松原康美編：病態・治療をふまえたがん患者の排便ケア，第1版（松原康美編）．p.82-99，医学書院，2016．
5）一般社団法人日本創傷・オストミー・失禁管理学会編：スキンケアガイドブック．p.23-24,231-243，照林社，2017．

おむつ交換

1）山元ひろみ：おむつ選択のアルゴリズムの作成に関する研究．高齢者排泄障害に対する患者・介護者，看護師向きの排泄ケアガイドライン作成，一般内科向きの評価基準・治療効果の判定基準の確立，普及と高度先駆的治療法の開発．平成16年度厚生労働科学研究費補助金（長寿科学総合研究事業）．p.57-62，2005．
2）志自岐康子：基礎看護技術．メディカ出版，p.267-271，2011．
3）阿曽洋子ほか：基礎看護技術．医学書院，p.473，2012．
4）浜田きよ子監：看護＆介護職が行うプロの排泄ケア入門おむつマスター．日総研，2012．

排尿動作支援，膀胱訓練，排尿誘導

1）山西友典ほか：行動療法の適応と効果．排尿障害プラクティス．23（2）：46-51，2015．
2）岡村菊夫ほか：高齢者尿失禁ガイドライン．平成12年度厚生科学研究費補助金（長寿科学総合研究事業）事業，2000．
3）佐藤和佳子ほか：長期ケア施設における集団的アプローチの有効性に関するエビデンス―米国ナーシングホームにおける排尿自覚刺激行動療法（Prompted Voiding：PV）に関する研究動向から．EB nursing．2（2）：57-62，2002．

ケア（生活指導，骨盤底筋訓練）

1）山西友典ほか：行動療法の適応と効果．排尿障害プラクティス．23（2）：46-51，2015．
2）一般社団法人日本創傷・オストミー・失禁管理学会編：排泄ケアガイドブック．p.91-92，照林社，2017．
3）岡村菊夫ほか：高齢者尿失禁ガイドライン．平成12年度厚生科学研究費補助金（長寿科学総合研究事業）事業，2000．
4）穴澤貞夫ほか：排泄リハビリテーション―理論と臨床．中山書店，2009．

間欠自己導尿

1）田中純子ほか：今日からできる自己導尿指導―子どもから高齢者までの生活を守るCICをめざして．メディカ出版，2005．
2）一般社団法人日本創傷・オストミー・失禁管理学会編：排泄ケアガイドブック．p.91-92，照林社，2017．

膀胱留置カテーテル（カテーテル管理，抜去）

1）CDC：カテーテル関連尿路感染の予防のためのガイドライン（矢野邦夫監訳）．p.14，メディコン，2010．
2）一般社団法人日本創傷・オストミー・失禁管理学会編：平成28年度診療報酬改定排尿自立指導料に関する手引き．照林社，2016．
3）厚生労働省：平成28年度診療報酬改定の概要．p.128，2016．

http://www.mhlw.go.jp/file/06-Seisakujouhou-12400000-Hokenkyoku/0000115977.pdf より2017年11月28日検索

浣腸　摘便

1）日本ストーマ・排泄リハビリテーション学会編：ストーマ・排泄リハビリテーション学用語集．第2版，p.50，金原出版，2003．
2）一般社団法人日本創傷・オストミー・失禁管理学会編：排泄ケアガイドブック．p.183-189,193-204，照林社，2017．
3）田中秀子ほか監：失禁ケアガイダンス．p.260-279，日本看護協会出版会，2007．
4）竹尾惠子監：看護技術プラクティス．第3版，p.212-217，学研メディカル秀潤社，2015．
5）穴澤貞夫ほか：排泄リハビリテーション―理論と臨床．p.77-84，中山書店，2009．
6）日本がん看護学会監：病態・治療をふまえたがん患者の排便ケア．p.2-11，医学書院，2016．
7）前田耕太郎編：ナーシングケアQ&A徹底ガイド排便ケアQ&A．p.42-51，64-65，104-107，総合医学社，2008．

小児の失禁ケア

1）溝上祐子：間歇的自己導尿法指導の実際．第5回小児ストーマセミナーテキストブック．日本小児ストーマ研究会．p.66-68，2000．
2）溝上祐子：小児の排泄障害とケアの基本．小児創傷・オストミー・失禁（WOC）管理の実際．初版（溝上祐子・池田均），p.2-6，照林社，2012．
3）鎌田直子：間欠的自己導尿のケア．小児創傷・オストミー・失禁管理の実際．初版（溝上祐子・池田均），p.144-150，照林社，2010．
4）鎌田直子：小児の神経障害による排泄ケア．月刊ナーシング．32（1）：56-61，2012．
5）鎌田直子：間歇的自己導尿の手技習得に関する聞き取り調査．日本小児泌尿器科学会雑誌．12（2）：97-99，2003．
6）兼松明弘ほか：小児の自己導尿指導どう教える？どう支える？．泌尿器ケア15（3）：40-45，2010．
7）奈良間美保：二分脊椎症児の母親のストレスに対する精神的援助．小児看護．25（8）：1000-1004，2002．

第3章　コンチネンス外来の流れとケア

排尿・排便障害専門外来の流れとケア

1）日本ストーマ・排泄リハビリテーション学会プロジェクト委員会：日本泌尿器科学会専門医基幹教育施設を対象とした尿失禁の治療・指導内容のアンケートによる実態調査の報告．日本ストーマ・排泄リハビリテーション学会誌．31（2）：5-9，2015．
2）積美保子：排便障害外来の現状―皮膚・排泄ケア（WOC）認定看護師の立場から．日本ストーマ・排泄リハビリテーション学会誌．23（3）：125-136，2007．
3）西村和美ほか：尿失禁が他者との交流に及ぼす影響と対処行動―自立高齢女性を対象に潜在的なニーズにも着目して．日本看護研究学会雑誌．38（4）：61-72，2015．
4）高比優子ほか：女性泌尿器科外来の受診に際して利用された情報ツールと最近の動向―受診患者3,480人の解析．日本泌尿器科学会誌．103（4）：617-622，2012．

INDEX

欧文

ABCD-Stoma®	66
ABCD-Stoma®の活用方法	68
CAUTI	130
CIC	127
CICの手順	128
CLSS	90
CLSS	90
ERAS	18
IAD	114
ICIQ-SF	90
ICS	85
IPSS	90
KHQ	92
LUTD	88
LUTS	85, 88
MSW	15
MUI	87
OABSS	90
OUI	87
QOLの評価	93
Rome IV	101
SUI	87
UUI	87
WOCナース	15

あ行

意思決定支援	14
1回尿量	80
溢流性尿失禁	87
衣服の調整	33
医療ソーシャルワーカー	15
イレオストミー	4
インディアナパウチ	10
陰部皮膚障害の有無	94
ウロストミー	4
永久ストーマ	4
炎症性肉芽	63
オストミーガイドブック	17
オストメイトマーク	51
オストメイト用トイレ	51
オックスフォードスケール	95
おむつ交換	119
おむつ装着技術	119

か行

介護保険制度	55
回腸ストーマ	5, 29
回腸導管	9
—のマーキング	25
外尿道口の消毒	129
化学療法	58
—が原因の皮膚障害	72
過活動膀胱症状スコア	90
カテーテル関連尿路感染症	130
カバーリングストーマ	7
下部尿路	80
下部尿路障害	88
下部尿路症状	85, 88
—の分類	85
下部尿路の性差	81
環境の調整	57
間欠自己導尿	127
患者会	43
浣腸	140
嵌入便	100
管理的ストーマ合併症	64
器質性便秘	98
偽上皮腫性肥厚	64
機能性尿失禁	88
機能性便秘	98
—の診断基準	101
キング健康質問票	90
禁制尿路ストーマ	10
禁制の機能	3
クーパー法	11
クリーブランドクリニック便失禁スコア	104
クリーブランドの基準	21
グリセリン浣腸の方法	140
計画療法	122
経腸栄養患者の排便コントロール	138
けいれん性便秘	98
結腸ストーマ	4, 5, 28
下痢	58, 101, 102, 136
—に伴う症状	102
—の病態・生理	99
—の病態分類	99
—の臨床分類	101
—をきたしやすい薬剤	105
高圧浣腸の方法	142
抗がん薬使用中の患者	58
抗がん薬治療	58
抗がん薬の曝露対策	59
行動療法	139
肛門管超音波検査	107
肛門ストッパー	145
肛門内圧検査	106
国際禁制学会	85
国際前立腺スコア	90
コックパウチ	10
骨盤臓器脱の有無	94
骨盤底筋群	82
—の種類	82
骨盤底筋訓練	125
尿失禁に対する—	126
便失禁に対する—	139
骨盤底障害	82
固定型フランジ	45
コミュニケーション	16
コロストミー	4
混合性尿失禁	87, 102

さ行

災害時	53
ざ瘡様皮疹	59
残尿	86
残尿感	86
残尿測定	96, 134
サンプリング機能	98
弛緩性便秘	98
視診	94
失禁関連皮膚障害	114
失禁に伴う皮膚障害	115
質問票の種類	90
社会資源の利用	54
シャワー浴	50
重症度評価スケール	66
重度の頻尿	80
手術準備	18
術後早期回復	18
術前オリエンテーション	15
術前教育	15
—の内容	19
—の流れ	16
術前ストーマ外来	16
順行性浣腸	146
消化管ストーマ	4, 5
—の術式	7
—のマーキング	22
症候性便秘	98
小腸ストーマ	4
小児の失禁ケア	144
小児	
—のストーマ	38
—のストーマサイトマーキング	41
—のストーマ装具	42
—の成長発達とストーマケア	40
傷病手当金	55
上部尿路	80
情報収集のポイント	56
障害年金	55
食事の影響	49
食生活の支援	49
職場復帰	53
食品	49
女性の骨盤底	82
人工肛門	3
人工膀胱	3
滲出性下痢	99
新生児期	39
身体障害者制度	54
身体障害者手帳	54
浸透性下痢	99
腎瘻	10
睡眠	53
スキンケア	36, 114
スタンプマーキング法	11

ストーマ外来	
—での支援内容	77
—のケア	78
—の流れ	77
—の費用	77
ストーマからの排泄	3
ストーマ陥凹	62
ストーマ陥没	62
ストーマ狭窄	62
ストーマ局所状況	47, 48
ストーマケア	2
—のかかわり方	2
ストーマ径	29
ストーマサイトマーキング	21, 24
ストーマ周囲	47
ストーマ周囲陥凹	62
ストーマ周囲膿瘍・蜂窩織炎	61
ストーマ周囲の清拭	28
ストーマ周囲皮膚	
—の観察方法	65
—のスキンケア	36
—の洗浄剤	36
ストーマ周囲皮膚障害	
—の観察点	71
—のケア	71
—の原因	70
ストーマ出血	76
ストーマ静脈瘤	64, 75
ストーマ装具交換物品	52
ストーマ装具選択	48
ストーマ装具装着部位のアセスメント	65
ストーマ装具装着部位の観察方法	65
ストーマ装具	
—の管理	53
—の処理	52
—の装着	26
—の貼付	29
—の貼り替え	26
—の分類	44
—の漏れ対策	51
ストーマ造設部位	5
ストーマ脱出	62, 74
ストーマに発生した腫瘍	64
ストーマ粘膜のスキンケア	36
ストーマ粘膜皮膚接合部離開	61
ストーマ	
—のアセスメント	47
—の位置	21
—の意味	3
—の外観	3
—の合併症	60
—の構造	11
—の高さ	47
—の模型	17

項目	ページ
ストーマ皮膚粘膜離開	73
ストーマ袋	46
ストーマ浮腫	73
ストーマ傍ヘルニア	63, 75
ストーマ用粉状皮膚保護剤	118
ストーマリハビリテーション	13
生活指導	50, 124, 138
清拭	37
性生活	53
接触性皮膚炎	72
切迫性尿失禁	87
切迫性便失禁	102
セルフケア支援	49
セルフケアトレーニング	32
洗浄剤	115
―の泡	116
爪囲炎	59
早期合併症	60
―の原因と対処	60
装具交換	
―時の姿勢	32
―の時期	33
―の準備	32
―の方法	27
双孔式ストーマ	6
―の構造	12
―の造設	12
早産児のストーマ	42
創傷治癒遅延	59

た 行

項目	ページ
退院指導	56
大腸がん	58
大腸通過時間検査	107
体毛の処理	37
脱臭フィルター	50
多尿	86
単孔式ストーマ	6
―の構造	12
―の造設	12
単品系装具	44
蓄尿	80
蓄尿症状	85
蓄尿袋	52
昼間頻尿	85
腸管運動異常性下痢	99
腸管空置術	7
腸管の誘導	11
直腸肛門角	98
直腸肛門抑制反射検査	107
直腸性便秘	98
直腸感覚・容量検査	106
治療的スキンケア	117
手足症候群	59
摘便	142
トイレの環境整備	108
導尿実施表	145
凸面型面板	45

な 行

項目	ページ
内因性括約筋機能不全	82
内診	95
二品系接合部	45
二品系装具	44
二分脊椎の排泄障害	144
乳児期	39
入浴	50
入浴用の装具	50
尿意切迫感	85
尿回数	80
尿管皮膚瘻	9
―のストーマ造設	12
―のマーキング	25
尿器・便器の使い方	111
尿失禁	85
―の行動療法	122
―の種類	87
尿失禁症状・QOL評価質問票	90
尿勢低下	86
尿道過可動	82
―の有無	94
尿道括約筋	82
尿流量測定	96
尿量の異常	86
尿路	81
尿路系ストーマケア	31
尿路系ストーマ装具の特徴	31
尿路系ストーマ装具の貼り替え	31
尿路ストーマ	4, 29
―の術式	9
―の特徴	8
―のマーキング	25
練状・粉状皮膚保護剤	74
粘膜移植	63
脳腸相関	101

は 行

項目	ページ
バイオフィードバック療法	126, 139
排出口の選択	34
排泄音への対処法	111
排泄動作のプロセス	84
排泄物の排出	34
排泄物の潜り込み	70
排泄補助器具	111
排尿	80
排尿機能障害	80
―のアセスメント	89
―の症状	85
排尿筋	81
排尿行動	80, 84
排尿後症状	86
排尿後尿滴下	86
排尿自覚刺激療法	123
排尿症状	86
―の評価	90
排尿自立指導料	134, 135
排尿遅延	86
排尿にかかわる神経	83
排尿日誌	93, 134
―のつけ方	94
排尿・排便障害専門外来	147
排尿プロトコール	123
排尿量	80
排便機能検査	105
排便機能障害	97, 103
―に対する検査	105
―の症状	100
排便行動指導	139
排便コントロール	136
―のための下剤	137
排便時のメカニズム	97
排便状態のアセスメント	105
排便造影検査	107
排便のドライタイム	144
排便のメカニズム	3
パッドテスト	96
ハルトマン術	7
晩期合併症	60
―の原因と対処	62
反応便	101
パンフレット	57
皮膚・排泄ケア認定看護師	15
皮膚障害の観察	70
皮膚切開	11
皮膚のバリア機能	114
皮膚被膜剤	117
皮膚保護剤	46, 117
―の分類	30
病歴聴取の内容	93
頻尿	80
フィンクの危機モデル	14
フードブロッケージ	49
腹圧性尿失禁	82, 87
腹圧排尿	86
腹会陰式直腸切断術	7
服装	52
腹壁の硬さ	47
腹膜外経路	11
腹膜内経路	11
浮動型フランジ	45
フランジの形状	45
ブリストル便性状スケール	100
粉状皮膚保護剤	72
分泌性下痢	99
平面型面板	45
便失禁	102
―の病態・生理	99
―の分類と原因	99
便の性状	5
便の廃棄方法	34
便秘	100, 136
―になりやすい薬剤	105
―によい食事	137
―の病態・生理	98
―の分類と原因	98
便秘重症度スコア	104
膀胱全摘除術	8
膀胱の働き	81
膀胱容量	86
膀胱留置カテーテルの挿入	130
膀胱留置カテーテルの抜去	134
膀胱瘻	10
放射線療法が原因の皮膚障害	72
傍ストーマヘルニア	63, 75
保湿剤	116
―の使用量	116

ま 行

項目	ページ
マーキングの位置	21
マーキング位置の記録	24
マイルズ術	7
マインツパウチ	10
末梢神経障害	58
慢性下痢のための薬物療法	137
面板	45
面板裏側の溶解や膨潤	70

や 行

項目	ページ
夜間多尿	86
夜間頻尿	85
薬剤性便秘	98
幼児期	39
予防的スキンケア	114

ら 行

項目	ページ
レッグバッグ	52
漏出性便失禁	102

はじめてでもやさしい
ストーマ・排泄ケア
基礎知識とケアの実践

| 2018年 3 月 5 日 | 初　版　第 1 刷発行 |
| 2021年 4 月 9 日 | 初　版　第 2 刷発行 |

監　修	宮嶋　正子
発行人	小袋　朋子
編集人	増田　和也
発行所	株式会社 学研メディカル秀潤社 〒 141-8414　東京都品川区西五反田 2-11-8
発売元	株式会社 学研プラス 〒 141-8415　東京都品川区西五反田 2-11-8
DTP	学研メディカル秀潤社　制作室
印刷・製本	凸版印刷株式会社

この本に関する各種お問い合わせ
【電話の場合】
● 編集内容については Tel 03-6431-1237（編集部）
● 在庫については Tel 03-6431-1234（営業部）
● 不良品（落丁，乱丁）については Tel 0570-00057
　学研業務センター
　〒 354-0045　埼玉県入間郡三芳町上富 279-1
● 上記以外のお問い合わせは 学研グループ総合案内 0570-056-710（ナビダイヤル）
【文書の場合】
● 〒 141-8418　東京都品川区西五反田 2-11-8
　学研お客様センター『はじめてでもやさしい ストーマ・排泄ケア』係

©M.Miyajima　2018　Printed in Japan
● ショメイ：ハジメテデモヤサシイストーマ・ハイセツケアキソチシキトケアノ
ジッセン
本書の無断転載，複製，頒布，公衆送信，翻訳，翻案等を禁じます．
本書に掲載する著作物の複製権・翻訳権・上映権・譲渡権・公衆送信権（送信可能化権を含む）
は株式会社学研メディカル秀潤社が管理します．
本書を代行業者等の第三者に依頼してスキャンやデジタル化することは，たとえ個人や
家庭内の利用であっても，著作権法上，認められておりません．

JCOPY 〈出版者著作権管理機構委託出版物〉
本書の無断複写は著作権法上での例外を除き禁じられています．複写される場合は，そ
のつど事前に，出版者著作権管理機構（電話 03-5244-5088，FAX 03-5244-5089，e-mail:
info@jcopy.or.jp）の許諾を得てください．

　　本書に記載されている内容は，出版時の最新情報に基づくとともに，臨床例をも
とに正確かつ普遍化すべく，著者，編者，監修者，編集委員ならびに出版社それぞ
れが最善の努力をしております．しかし，本書の記載内容によりトラブルや損害，
不測の事故等が生じた場合，著者，編者，監修者，編集委員ならびに出版社は，そ
の責を負いかねます．
　　また，本書に記載されている医薬品や機器等の使用にあたっては，常に最新の各々
の添付文書や取り扱い説明書を参照のうえ，適応や使用方法等をご確認ください．
株式会社 学研メディカル秀潤社